Le sentiment de vide intérieur

Être présent à soi-même

Groupe Eyrolles
61, bd Saint-Germain
75240 Paris Cedex 05

www.editions-eyrolles.com

Avec la collaboration de Cécile Potel

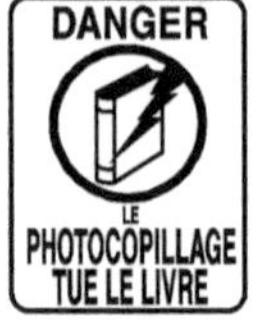

© Groupe Eyrolles, 2013, 2016
ISBN : 978-2-212-56505-8

Flore Delapalme

Le sentiment de vide intérieur

Être présent à soi-même

Deuxième édition

EYROLLES

Remerciements

À Gilbert Masse et Monique Salzman qui m'ont encouragée sur la voie de la personnification des complexes, Geneviève Cailloux et Pierre Cauvin qui m'ont appris comment faire, aux Pierres et aux Roses de ma connaissance pour leur contribution.

En souvenir de mon père.

Table des matières

DEUXIÈME PARTIE

Habiter sa coquille

TROISIÈME PARTIE
Au sortir de sa coquille

« Ce livre appartient à .... »

J'ai toujours eu un fort sentiment de propriété. Enfant, je remplissais avec un grand contentement la mention qui apparaissait sur la première page d'un livre : « Ce livre appartient à .... » Dès que j'avais écrit mon nom, ce livre était à moi et à personne d'autre. Plus de contestation possible avec mon frère, mon semblable, j'en étais la propriétaire nommément désignée.

Il n'existe plus de telles étiquettes sur les livres d'enfant. Cette coutume autrefois répandue est aujourd'hui perdue, un certain sens de la propriété n'est plus d'actualité, il disparaît, et avec, le sentiment de ce qui appartient en propre. En s'attachant à ce qui appartient en propre on prend possession du lot qui échoit à la naissance et de la responsabilité de sa mise en valeur pour en jouir puis en offrir le produit à la communauté. Dans mon métier je m'efforce de restaurer ce sentiment de propriété, dans ce livre j'en explique le bien-fondé si l'on veut donner de soi comme il se doit.

Les temps qui courent, les réseaux auxquels on appartient, un monde grand ouvert gomment l'importance de cet espace réduit à ma seule dimension, là où cela ne tient qu'à moi, là où je m'appartiens exclusivement. Cette absence à soi-même crée une béance où s'engouffrent sans possibilité de résistance les mille sollicitations d'une vie sans frontières et s'estompent les contours d'une existence privée. Le phénomène engendre une forme de mal-être qui pourrait se traduire par une question : comment être soi parmi les autres ? À cette question une seule réponse : devenir propriétaire de soi-même et pour cela rentrer à l'intérieur, fermer la porte, le temps de découvrir ce que l'on possède.

« Lorsque j'ouvre mes volets, que je vois mon jardin bien entretenu, que je respire l'odeur du petit matin et que je regarde les fleurs que j'ai plantées, un profond sentiment de joie m'envahit… Mais c'est pour tout le monde pareil. » Cette phrase entendue me fait immédiatement réagir : « Non, cela n'est pas pour tout le monde pareil, cela vous est très personnel, cela parle de vous au fond. » Devant l'incrédulité de mon interlocuteur, je lui propose de demander aux personnes de son entourage si, pour elles, c'est la même chose. Il revient, très étonné : aucune des personnes interrogées ne ressent la même chose. Ce bonheur éprouvé en ouvrant les volets lui appartient désormais. Mais pour qu'il s'en rende compte il a fallu qu'il se dégage de ses semblables et de l'idée attachée au « tout le monde pareil ». À cette condition, il peut ramener à sa personne la joie de cet instant et ainsi reprendre possession d'une parcelle de lui-même jusqu'alors confondue avec tout le monde.

La première chose à faire pour distinguer ce qui appartient en propre est donc de se déprendre du « tout le monde pareil » pour se centrer sur le « moi uniquement ». Se mettre en boule est une bonne position pour se prendre à cœur et tenir à distance l'extérieur. Cette opération en circuit fermé du retour à soi, Montaigne en parle déjà et recommande de « se rouler en soi-même ».

Dans cet enroulement sur soi un contenant se forme ; à l'intérieur le ressenti s'intensifie. L'espace clos et strictement délimité invite à la pénétration à cœur, de l'ordre des goûts et des couleurs. Là cela ne se discute pas, en fait cela ne s'échange même pas, on n'est là que pour soi. Pour mon interlocuteur, la vue de son jardin en ouvrant ses volets, la satisfaction éprouvée à cet instant précis est une affaire entre lui et lui. Sans sortir de sa sphère, sans passer par un intermédiaire, il est bien là, dans ce moment-là, il n'a besoin de rien d'autre, il est content avec ça. Là il s'appartient et sait comment se satisfaire. Il lui suffit d'ouvrir ses volets sur son jardin et l'air du petit matin, la vue des fleurs et des parterres bien entretenus font le reste. Le spectacle, vu de sa fenêtre, le tête-à-tête avec ce jardin le renvoient à lui-même, un accord sur fond d'harmonie se crée.

S'arrêter à ses goûts les plus intimes, s'y planter résolument, délimite un territoire bien à soi dans lequel on est déjà bien. Cet investissement crée un univers personnel où l'on sait quoi faire pour se contenter. Cette base indéfectible, indiscutable, inaliénable n'a pas de prix, on y acquiert un sentiment de propriété, une autonomie affective, la faculté de faire des choix en fonction de soi.

Créer et cultiver en conscience un monde à soi précède et conditionne l'appartenance au monde, en général, à la place qui convient, à soi, en particulier. Une fois réalisé que l'ouverture des volets, l'air frais du petit matin, les fleurs d'un jardin touchent au fond, on prend l'habitude non seulement de s'en réjouir, mais d'habiter personnellement ce lieu, cet instant. Cette parcelle du monde extérieur prend une valeur particulière à nos yeux, elle nous parle en secret. Bientôt vient l'idée de nous y inscrire et d'en faire quelque chose. Le lien privé que j'entretiens avec cette portion d'espace me dit que j'ai quelque chose à voir avec elle. Elle me regarde autant que je la regarde. Cela me regarde. Ce qui s'y passe ne m'est pas indifférent, j'y suis même viscéralement attaché, elle m'appartient et je lui appartiens. C'est mon lot. À ce titre, qui d'autre est mieux placé que moi pour m'en occuper ? Il m'appartient d'en faire quelque chose, il y va de ma responsabilité, de ma vie, de ce que je suis. Un sentiment d'appartenance à la vie, un rôle à y jouer, un devoir éthique se dessinent. Maintenant seulement que je suis concerné, je me sens fondé à m'engager, et à contribuer, pour ma part, à l'œuvre collective.

Pour s'appartenir il faut aussi avoir un lieu où se tenir, « une chambre à soi », dirait Virginia Woolf. D'après elle, cette « chambre à soi », fermant à clé pour empêcher les membres de sa famille d'y pénétrer, est une des conditions pour qu'une femme puisse se mettre à écrire. De fait, quand on écrit, se forme autour de soi une bulle à l'extérieur de laquelle se tient tout le reste avec défense d'entrer.

Si pour une raison ou une autre, l'enfant a été, trop précocement ou constamment, tiré hors de lui pour s'adapter à l'environnement, cette « chambre à soi » où s'élaborent les éléments de son identité n'a pas pu se constituer. Tôt ou tard, le besoin s'en fera sentir, à ce moment il faudra bien y revenir pour reprendre les choses là où elles ont été laissées. Là où personne d'autre ne compte que soi.

Toutes les personnes qui franchissent le seuil de mon cabinet sont en quête, sans le savoir, de ce lieu tranquille comme un jardin privé pour y retrouver l'air de leur petit matin. Cette recherche s'exprime sous des formes différentes : « Je voudrais me rendre visible à moi-même et aux autres », « J'ai l'impression de ne pas compter », « Je suis à un carrefour dans la vie et je ne sais pas quoi choisir », « J'ai la sensation de m'effacer du paysage », « Je donne beaucoup de moi-même mais je ne sais pas qui je suis », « J'ai l'impression de vouloir tout et rien », « J'ai plein de voix qui me disent des choses différentes et je ne sais plus où j'en suis », « Si je n'ai pas la reconnaissance des autres, je n'existe plus ».

Nous les retrouverons tout au long de cet ouvrage en qualité de « Pierres » et de « Roses[1] », et nous verrons à travers leurs histoires, comment ils ont pu, à nouveau, entrer en possession de leurs biens, pour retourner dans le monde extérieur et contribuer à l'édifice commun d'une plus juste façon.

---

1. Dans un jardin pierres et roses ont tout naturellement leur place… aussi, ces noms de minéral et végétal m'ont semblé appropriés.

PREMIÈRE PARTIE

Faire sa coquille

« *Quand vous aurez vécu aussi longtemps que moi, vous saurez que tous les humains ont une coquille, et qu'il faut tenir compte de cette coquille. J'entends par ce mot le jeu complet des circonstances. Un homme ou une femme isolés, cela n'existe pas ; nous sommes tous construits d'un faisceau d'appartenances. Qu'appelons-nous notre "moi" ? Où commence-t-il ? Où finit-il ? Il imprègne tout ce qui nous appartient, puis s'en retire. Je sais qu'une grande part de ma personnalité tient aux robes que je choisis de porter. J'ai beaucoup de respect pour les choses. Pour autrui, notre moi est l'expression de notre personnalité ; et notre maison, nos meubles, nos vêtements, les livres que nous lisons, les gens que nous fréquentons, tout cela l'exprime* ».

H. James, *Portrait de femme*

Avoir une chambre à soi

Avoir une chambre à soi le temps de faire sa coquille pour s'appartenir implique de mettre en question l'idée que l'on se fait du savoir vivre en collectivité : penser aux autres d'abord. Du point de vue des étapes de la constitution psychique, le mouvement naturel est de penser à soi d'abord, les autres viendront après. Avant de partager, il faut avoir de quoi, être propriétaire d'un bien, le sien. Faute de quoi, on n'a rien à donner en partage.

L'enfant le sait bien quand il serre son doudou contre lui, les choses qui n'appartiennent qu'à nous, on les défend bec et ongles. « C'est à moi », dit l'enfant en récupérant son bien à qui veut le lui enlever. Il n'est pas question pour lui de partager, bien au contraire. Instinctivement, il ramène tout à lui. Ce geste est fondateur d'un sentiment d'existence propre, il est à inculquer à ceux et celles qui, à force de penser aux autres d'abord, n'y trouvent pas leur compte. Il fait souvent défaut aux personnes qui viennent en consultation.

Pour l'amour de soi

L'amour de soi est de l'ordre du recueillement. L'attention détachée de son environnement, ramenant à soi tous les pans de son être, permet de se sentir exister, tout bonnement. Cette simple présence à soi-même est un lieu de repos où l'on goûte à la texture de son être. Un lieu, aussi, où s'élabore la conscience de ce que son être privé peut apporter de spécial à la communauté.

Tout pour les autres ?

Pierre-André se sent à la fois incompris et peu soutenu dans sa famille à qui il a l'impression pourtant de tout donner. Il est le seul à travailler et à faire les comptes. Il trouve la charge lourde d'autant qu'il n'a pas de reconnaissance en retour, comme si, pour les membres de sa famille, c'était un dû. Il avoue même avoir le sentiment de ne pas avoir de place. On ne fait pas attention à lui, il ne compte pas. Alors, il rêve dans un coin de sa tête aux travaux d'aménagement qu'il pourra faire dans sa maison quand il aura une rentrée d'argent.

Quand il évoque ces projets à sa famille, elle n'est pas intéressée ou bien veut mettre ses idées à la place des siennes. Pour Pierre-André, c'est encore la preuve que l'on ne prend pas en compte ce qui lui tient à cœur. Pourtant quand on lui demande pour qui il envisage ces travaux, sa réponse est immédiate : « Pour la famille, les enfants. » Si l'on insiste un peu, il avoue qu'il y pense jour et nuit. Cela lui fait tellement de bien rien que d'imaginer comment cela serait ! Parmi les images de ces travaux qui lui font du bien, il imagine un petit appentis donnant sur le jardin, « pour les enfants », précise-t-il. Lorsque l'on s'étonne (il n'a plus de jeunes enfants), il se souvient d'une cabane qu'il s'était faite, enfant, et ajoute : « C'était ma cabane à moi et personne n'avait le droit d'entrer ! »

10

Pierre-André n'a pas d'espace à lui dans sa vie. Il faut dire qu'il ne s'en réserve aucun et se dépense sans limites au sein de sa famille qui, suivant le principe des vases communicants, s'en nourrit. La porte de la chambre conjugale jamais fermée aux enfants, le compte joint qui s'épuise, un manque de discernement entre ses envies et celles de sa famille, tout cela est le signe que Pierre-André est absent à lui-même. Alors, pour compenser cette dissipation d'énergie alentour, se forme dans son psychisme l'image d'une pièce pour enfants donnant sur le jardin.

Son inconscient, comme il le fait la nuit dans les rêves, se manifeste en lui envoyant, sous couvert de son projet, des images d'un réaménagement possible et salutaire de son psychisme. Dans un coin de sa tête, là où personne n'a accès, se tisse un univers bien à soi dont la vision lui procure émotion, soulagement et contentement. Ce rééquilibrage effectué, à son insu, par l'inconscient, doit maintenant devenir conscient. Avant tous travaux de réaménagement extérieur, l'aménagement d'une pièce à soi au-dedans, lieu de récréation pour un enfant, s'impose. Ce sera un des objectifs de sa thérapie.

Il s'agit, pour lui, de pénétrer son univers intérieur et de le trouver à son goût. Pour son thérapeute, il s'agit de faire abstraction du sien, de s'imprégner du monde intérieur du patient et de s'en faire l'écho, le temps de la séance. Il n'a qu'à suivre la voie indiquée par les images de l'univers de son patient et demander : « Dans ces aménagements que vous projetez, quelle image vous apporte le plus grand contentement ? » Pierre-André répond : « Le petit appentis qui donne sur le jardin, il est à ma taille et de là je vois ma pelouse qui reverdit tous les printemps à mon grand soulagement et mes rosiers, j'adore regarder la rosée sur les pétales et les boutons éclore... Ça, c'est à moi, rien qu'à moi ! »

« Aime ton prochain comme toi-même »

La réponse de Pierre-André indique que les choses sont en bonne voie. Avec cette formulation, il laisse parler son instinct de propriété et se fait sa coquille psychique en la tapissant des images d'un appentis futur donnant sur le jardin d'où il peut voir ses roses, pour son plus grand plaisir. Quand il est à tailler ses rosiers, à tondre la pelouse, à la voir reverdir, il n'a besoin de rien, il est à son affaire, il s'appartient. Il goûte à ce qui fait le sel de sa vie, la sienne, uniquement la sienne. Peu importe le reste ! D'ailleurs quand le climat est tendu à la maison, il va au jardin et s'apaise. Recueilli aux petits riens de ses goûts intimes, aux branches du rosier, il se taille la part belle, sa part à lui. Et trouve là son ébattement.

> *L'amour de moy s'y est enclose*
> *Dedans un joli jardinet*
> *Où croît la rose et le muguet*
> *Et aussi fait la passerose.*
> *Ce jardin est bel et plaisant*
> *Il est garni de toutes flours.*
> *On y prend son ébattement*
> *Autant la nuit comme le jour*[1]

L'impression de ne pas compter aux yeux des autres, vient de ce que l'on ne compte pas à ses propres yeux, on ne s'aime pas suffisamment. L'amour de soi n'est pas donné, il est à cultiver. S'il n'est

---

1. « L'amour de moy », poème et chanson datant du XIVe siècle, auteur inconnu.

pas favorisé au départ par un entourage qui en reconnaît la nécessité, il reste comme une terre en jachère. Une éducation ou un état d'esprit prônant le don de soi aux autres comme valeur suprême, peut tenter d'arracher les germes de ce don à soi-même qui devrait précéder. Il est pourtant dit dans les Écritures : « Aime ton prochain comme toi-même. » L'ouverture du cœur demande donc à se pencher sur le sien et à s'y référer, en premier.

L'amour de soi se découvre dans les limites précises de ses goûts et s'y cultive au gré de sa fantaisie[1]. Ce périmètre que l'on peut cerner en se serrant de près suffit à son ébattement, comme le dit la chanson. Devenu propriétaire de ce lieu, certain de pouvoir y puiser ou y retourner à volonté, on se tourne d'autant mieux ensuite vers les autres pour leur en offrir quelques fruits. « Moi d'abord » est une priorité à vivre sans complexe, on en pénètre les arcanes en se mettant au centre pour se prendre à cœur. Pour un enfant, tourner autour de son nombril est inné. Le laisser faire, pour une part, est salutaire afin qu'il développe sa confiance en lui.

Tourner autour de son nombril pour se composer...

Bienheureux l'enfant à qui l'on laisse le loisir et le temps, notamment dans ses jeux, d'être le clou du spectacle qu'il se donne à lui-même. Inlassablement occupé à se produire, à se reproduire, il trouve en lui la matière de ses jeux et découvre sa manière, à lui, de réussir. Devenu adulte, ces atouts lui seront très utiles. Connaissant ses ressorts et son style, il ne risquera pas de s'égarer sur le chemin de sa

---

1. Au sens d'originalité, subjectivité.

réalisation. S'il n'a pas eu cette latitude, il lui faudra, plus tard, par un travail personnel, se remettre au centre de ses préoccupations pour préciser ses envies et ses motivations.

L'expérience de la thérapeute

« Regarde ton nombril et va-t'en rassuré », disait mon père, pour souligner la propension que nous avions, mon frère et moi, à être à ses yeux trop centrés sur nous-mêmes. Pour mon frère, je ne sais pas, mais pour moi, il ne croyait pas si bien dire. J'ai toujours eu le goût de moi-même et mon premier grand sujet d'intérêt a été mes pieds et mes chaussures. Alors que le tout premier souvenir de mon frère, d'un an et demi mon aîné, c'est moi dans mon berceau, mon premier souvenir à moi c'est la sensation et la vision de mes pieds dans des sandales blanches reposant sur la barre d'une poussette dont j'entends et ressens encore le grincement des ressorts. Souvenir suivi immédiatement par un autre, moi, encore, assise sur les marches d'un escalier contemplant avec une grande satisfaction mes pieds, toujours, dans des pantoufles rouges que j'aimais beaucoup.

Mais tandis qu'une partie de moi pouvait se contenter de la vision des pieds et des chaussures qui allaient avec, une autre, collée à mon frère, voulait être de tout ce qu'il faisait, avoir tout ce qu'il avait. Mon père avait beau répéter « On ne regarde pas dans l'assiette du voisin », c'était l'assiette du voisin qui m'intéressait, en particulier celle de mon frère. Mais là je m'attaquais à forte partie : je n'avais ni le droit de toucher à ses affaires, ni de jouer avec ses copains, ni la permission d'entrer dans sa chambre. Comme il était le plus fort, j'ai dû retourner dans la mienne et me contenter de moi. À l'époque, je lui en voulais à mort. Quelque soixante ans plus tard, en écrivant ces lignes j'en reconnais tout le prix. Sans le savoir, il a été la main du destin pour me forcer à développer l'art de se constituer sa coquille et de se trouver bien dedans.

Heureusement que, tout comme j'aimais contempler mes pieds, j'aimais me regarder faire et m'exercer. Je me revois seule dans ma chambre, à ma

•••/

\•••

table recouverte d'une toile cirée rouge, penchée sur mes cubes à essayer d'en reconstituer le dessin, mais en vain. Cela me paraissait si compliqué, chaque face appartenant à une image différente, je n'y arrivais pas. J'ai encore la sensation vive et pesante d'une opacité que je ne pouvais pénétrer. À l'image des cubes éparpillés je me sentais en morceaux. Totalement *puzzled*[1] j'ai passé des jours, des mois peut-être tellement cela m'a paru long, à chercher inlassablement.

C'était presque une question de vie ou de mort. À force de revenir sans cesse à cette table où m'attendaient les cubes pour les tourner dans tous les sens, il y eut un jour, lumineux, quasi extatique où les cubes ont commencé à s'assembler et à trouver chacun leur place, l'image était là, entière. La joie, accompagnée d'un soulagement profond, je m'en souviens encore, j'étais arrivée à bon port, un port d'attache. J'avais percé le mystère des cubes à quatre images, dépassé mon incapacité première, appris à rassembler des morceaux en un tout. J'avais réussi[2] par mes propres moyens à me sortir d'affaire et à réaliser quelque chose. Le résultat de ma création s'étalait devant moi, un lapin jardinier vêtu d'un sarrau bleu près d'une brouette.

La profonde satisfaction ressentie devant l'image du lapin jardinier venait, je le comprends aujourd'hui en écrivant ces lignes, de ce que, là, dans ma chambre d'enfant, j'avais percé, bien sûr, le mystère des cubes à quatre images, mais pas seulement. J'y sentais, comme tous les enfants qui en jouant s'exercent au jeu de la vie, qu'à la fin on y arrive. Pour peu que l'on suive l'adage :

> Hâtez-vous lentement, et sans perdre courage,
> Vingt fois sur le métier remettez votre ouvrage,
> Polissez-le sans cesse, et le repolissez,
> Ajoutez quelquefois, et souvent effacez[3]

---

1. *To puzzle*, rendre perplexe ; *puzzle*, énigme, casse-tête, jeu, et déroute.
2. *Réussir :* trouver une issue à.
3. N. Boileau, *Art poétique*, Chant I, 1674.

« C'est moi qui l'ai fait ! »

L'issue trouvée par l'enfant dans les jeux auxquels il s'adonne est pour lui la preuve de l'existence d'un chemin de réalisation aboutissant à quelque chose qui n'est pas donné au départ ou bien en vrac, mais révélé à la fin pour peu que l'on s'y consacre, comme s'il y allait de sa vie. D'ailleurs il y va de sa vie, de toute sa vie pour que s'accomplisse ce que l'on porte en soi. Fort heureusement, pour ne pas se désespérer devant la longueur de la tâche, le parcours est jalonné de réussites intermédiaires avec en prime, à chaque fois, un sentiment de contentement. Contentement difficile à partager car cela ne tient qu'à soi d'y arriver, de savoir ce qu'il en a coûté, d'en apprécier le prix.

Le jeu d'enfant qui n'a rien d'exceptionnel pour un œil extérieur lui parle en secret ; il lui appartient à lui, et à lui seul, d'en faire quelque chose. Un enjeu d'une importance vitale se cache dans les jeux de l'enfance. Personne au monde, même pas lui quand il s'y livre, ne sait qu'ils contiennent les éléments de sa construction personnelle et de son devenir. En se livrant avec la dernière énergie à son jeu, il est animé d'une volonté qui le dépasse consciemment mais qui inconsciemment choisit ce biais pour s'exprimer.

Se nicher, s'incarner

Ce qu'il vit alors fait penser à ce que dit Jung de la volonté de l'inconscient à « devenir événement ». Cette volonté irrépressible de l'inconscient qui pousse à réaliser son potentiel, on en sent toute la force dans l'obstination de l'enfant à aller jusqu'au bout de son jeu.

Pendant qu'il joue, l'enfant prend corps et par la même occasion il prend pied dans le monde. Livré à lui-même et à force de s'y exercer en circuit fermé, il se produit. Un produit à la fois fruit et reflet de sa libre et pure expression. L'expérience de mettre en jeu ce que l'on est *dans l'âme*, et à condition d'y *mettre toute son âme*, comble petits et grands d'une joie ineffable. La satisfaction de réaliser que l'on est fait pour réussir ce à quoi l'on s'adonne avec plaisir, est incommensurable. L'enfant dans ses jeux commence à tâter de son être et de l'endroit où il peut se nicher.

Mais où donc l'être peut-il bien se nicher ? Il se niche en tournant en rond dans le cercle de ses jeux.

Bienheureuse routine qui plaît tant aux enfants. En refaisant inlassablement les gestes de sa composition, il trouve le truc, qui devient son truc et qu'il n'a qu'à répéter, chaque fois plus sûr de lui. La répétition a le suprême avantage de graver un sentiment de confiance et de sécurité. Après avoir tâtonné, on peut aller les yeux fermés. La répétition configure et prépare pour le futur.

Un futur que l'on met au point dans sa chambre d'enfant : il a le visage de ses jeux mais il attend dehors. Pour l'enfant, pour l'instant, seul le jeu de sa chambre est de son ressort, là, tout tient uniquement à lui. Seul espace réservé où il est maître du jeu, il peut sur ce terrain être le sujet de ses actes.

Le jeu en chambre, qui peut aussi bien être dehors pourvu que l'on ne soit pas dérangé, est un lieu d'élaboration des premiers éléments de son modèle original mais aussi de protection de sa production. À l'image du ver à soie dont la substance émise sert de cocon, l'enfant (ou l'adulte retourné en enfance pour les besoins de la cause) dans son jeu se tisse dans un univers bien à soi et s'y modélise. Lui en laisser le loisir sans trop souvent l'interrompre, lui donne l'occasion de concocter un produit bien à lui, et l'assurance de pouvoir l'amener tranquillement à maturité. Alors pas question de brûler les étapes ou de devoir quitter trop tôt sa chambre d'enfant.

... Et se créer son univers

Derrière la porte close, le jeu des images et des personnages de sa composition tisse autour de soi un monde qui n'appartient qu'à soi et qui colle à la peau avec pour seule perspective de réunir son petit nécessaire et de s'implanter dans cet espace privé. Les enfants savent d'instinct comment faire. Installés par terre, sur le tapis, ils s'entourent de leurs jeux, s'y glissent comme dans une enveloppe, créant ainsi un univers dont ils sont le centre, le nombril et l'unique propriétaire. Dans ce lieu protégé ils préparent leur avenir, un avenir où ce qui leur appartient ne sera pas mélangé avec le reste et récitent tout bas ces quatre vers du poème de R. L. Stevenson, *Looking forward* :

> *When I am grown to man's estate*
> *I shall be very proud and great,*
> *And tell the other girls and boys*
> *Not to meddle with my toys*[1]

---

1. « Lorsque je serai grand, je serai fier comme Artaban, et dirai aux autres enfants, pas touche à mes jouets ». R. L. Stevenson, *Projets*, in *Jardins de poèmes enfantins*, Circé et Oxymoron, 2006, p. 32 et 33.

Retrouver le chemin des images et des rêves

Dans la pratique thérapeutique jungienne, le travail avec les images est central. Images des rêves et de leurs scénarios improbables réalisant dans l'obscurité ce qui ne se fait pas au grand jour. Images des complexes[1], ces différentes facettes de soi censées structurer la personnalité mais qui de fait la tirent à hue et à dia. Images animées par le biais de « l'imagination active[2] » pour descendre plus avant dans les secrets de l'inconscient. Images enfin d'un psychisme vivant mais en chantier comme les cubes éparpillés sur la toile cirée de la table. Aussi, quand quelqu'un franchit le seuil de mon cabinet, je l'imagine portant sous son bras sa boîte de cubes à quatre images qu'il va ouvrir et renverser par terre pour que, par tri et assemblage successifs, se dégagent les grandes lignes du modèle qui lui est propre.

Quand le jeu des circonstances ne lui a pas laissé de place, l'enfant attend son heure dans un coin du psychisme et revient en force des années plus tard chez l'adulte le tirer par la manche, réclamer son dû.

Une pièce pour mieux respirer

Après plusieurs années de vie commune, Pierre-Abel vient de se séparer de sa compagne. Il cherche un appartement et se surprend à vouloir un appartement d'une seule pièce. Ce n'est pas dans ses habitudes de voir si petit et il a largement les moyens de s'installer dans un endroit quatre fois plus

---

1. Complexes : unités vivantes structurant le psychisme, composées d'un ensemble d'idées, de sentiments et sensations liés entre eux, à forte charge affective et émotionnelle.
2. Pratique thérapeutique conçue et utilisée par Jung pour amener l'inconscient à se figurer, afin que le conscient puisse entrer en relation avec lui.

spacieux. Cependant, il a l'impression que dans un endroit plus grand il va se perdre et ne pas pouvoir s'installer, et puis il n'a pas envie d'avoir des gens qui viennent chez lui. Il ne s'explique pas très bien cette réaction mais il sent bien qu'en lui, cela veut une pièce et pas plus avec une volonté farouche.

Alors, selon la méthode de Jung[1], il visualise cette partie de lui-même pour mieux comprendre ce qu'elle veut. Assis par terre un enfant, bras croisés, en tailleur, explique qu'il a besoin d'un endroit, petit, pour se sentir bien ; là par terre, le dos bien calé au mur il se sent en sécurité, il voit d'un seul coup d'œil tout son espace. Il est content comme ça, tranquille, avec la possibilité de ne rien faire et de ne pas avoir à faire. Dans cet endroit à lui, il ne s'isole pas mais il se retrouve, avec l'impression qu'il va enfin pouvoir respirer à l'air libre. Avant il se sentait un peu sous l'eau.

Ce petit garçon est la part que Pierre-Abel a laissée derrière lui très tôt, trop tôt, pour endosser, depuis le divorce de ses parents, le rôle de défenseur de la veuve et de l'orphelin, suivi par celui de soutien dans sa vie maritale et de bon petit soldat dans la sphère professionnelle. C'est dire que le petit garçon n'a pas disposé suffisamment longtemps d'une chambre à lui pour définir ses propres standards. Il revient aujourd'hui pour reprendre ce qui a été laissé en plan. Quand le don de soi devient négation de soi, un sentiment de manque dû à une absence de références personnelles se crée, pour y remédier il faut retourner « en enfance », là où est restée la clé.

---

1. La personnification des complexes est une technique pour se représenter les différentes parties de soi comme des personnages et dialoguer avec eux. Jung s'est appliqué à lui-même cette méthode ; voir à ce sujet, le chapitre « Confrontation avec l'inconscient » dans son livre *Ma vie, Souvenirs, rêves et pensées*, recueillis par Aniela Jaffé, coll. « Témoins », Gallimard, 1966.

Finalement, Pierre-Abel n'a pas emménagé dans un studio mais dans un deux pièces. Il a entendu le besoin de ce petit garçon, surgi sur la scène de son théâtre intérieur, d'avoir un espace de respiration et en discutant avec l'enfant, ce dernier a finalement accepté un deux pièces, dans l'idée, a-t-il dit, d'installer dans la chambre son monde de Playmobil d'autrefois.

Ici la boîte de Playmobil remplace la boîte de cubes mais l'enjeu est le même : retrouver les éléments d'une composition personnelle et d'un destin hors pair.

Savoir jouer en intérieur

Brut de décoffrage et pas vraiment cadré, l'enfant vient au monde avec l'obligation de contenir ses pulsions sans perdre la vigueur de leur animation. Alors, pour les roder et les mettre à sa main, il s'en fait le théâtre, passe beaucoup de temps à les élaborer dans ses jeux. Qu'il joue ou qu'il dessine, pour le monde extérieur il est aux abonnés absents, c'est dans l'ordre des choses. Poussé par un instinct très sûr il sait qu'il doit prendre possession de lui-même avant de mettre un pied dehors.

Si cet ordre est bouleversé, l'entourage mettant d'abord et surtout l'accent sur l'adaptation extérieure, l'enfant prend le pli de répondre aux attentes, de déserter la sphère de ses jeux et avec, les possibilités d'ancrage et d'élaboration personnelle qu'elle recèle. En conséquence, il s'expose, par la suite, à ressentir un vide et une absence d'énergie quand il doit faire les choses pour lui-même et de son propre mouvement. La procrastination si souvent rencontrée aujourd'hui trouve souvent là son origine, dans une enfance où il n'a pas été possible d'être tranquillement à soi-même et à ses jeux.

Un enfant joue sur le tapis…

Un enfant joue sur le tapis, absorbé par son jeu, il est à ce qu'il fait. Il est ce qu'il fait, le jeu en personne, le sujet et l'objet de son jeu. Au centre du périmètre délimité par les contours du tapis, au ras de ses motifs entrelacés, il joue sa vie. À guichets fermés, il n'est là pour personne, le regard tourné vers l'intérieur, il se borne à ses jeux. Au-delà plus rien n'existe, il y a comme un fossé, l'environnement s'estompe laissant le champ libre à l'émergence d'un univers où tout parle de lui. Par terre, au milieu de ses jouets, les outils de sa mise en scène personnelle à portée de main, il est dans sa bulle, le rideau peut se lever.

Mettre en scène pour digérer les conflits

Pierrot aligne minutieusement ses chevaliers d'un côté, ses pirates de l'autre, sur le tapis ils ont du mal à tenir, peu importe, inlassablement il les remet sur pied ; un affrontement se prépare, apparemment rien ne pourra commencer avant que les chevaliers ne soient tous sur pied. Comme ils ne tiennent pas debout, Pierrot passe son temps à les redresser…

Non loin de là, un château se construit un peu à la va-vite. Attenant au château on peut voir un enclos, à l'édification duquel Pierrot a apporté beaucoup de soin pour qu'il n'y ait pas d'interstice ; à l'intérieur deux petits canons ont été disposés.

Au milieu d'une forêt de sapins se tiennent un lion, un singe et un petit tigre ; un peu plus loin, on peut voir plusieurs gendarmes en faction.

Qui dira l'importance de cette mise en scène, pour Pierrot ? La concentration, le soin, la patience investis montrent bien l'absolue nécessité d'une telle action. Comme dans un rêve, l'inconscient est en cours de révélation, des états d'âme cherchent une voie d'expression, un mode d'assemblage. La cohabitation de tout ce petit monde n'est pas chose aisée : comment faire tenir ensemble et debout, dans une même enceinte, gendarmes et bêtes sauvages, pirates sans foi ni loi et chevaliers de croisades ? Quant aux canons, pour l'instant remisés, à quoi pourraient-ils bien servir ? Nul pour l'instant ne le sait, mais l'important c'est qu'ils aient droit de cité dans le jeu. Surtout quand on sait que Pierrot s'est bagarré à l'école et a été réprimandé pour ce fait. Il a bien compris qu'en réalité ses canons ne sont pas en odeur de sainteté. Mais sur le tapis, grâce au jeu, tout est permis. La bagarre peut continuer, les canons ont le droit de pointer le bout de leur nez derrière un mur et les bêtes sauvages de vivre à la barbe (ou à l'abri ?) des gendarmes. Cela se passe sur une autre scène pseudo-réelle, où les éléments du psychisme de l'enfant et de la réalité, par friction répétée, tentent de s'acclimater. Et où les circonstances de la vie de tous les jours peuvent se digérer.

La fonction cathartique du jeu

Pendant le temps du jeu le tapis se fait le théâtre d'un drame[1].

---

1. *Drama* en grec signifie action et aussi action qui se déroule dans un théâtre.

L'art de réconcilier les passions contraires

Aristote attribuait au drame des vertus purgatives. Les situations, les personnages, leurs actions représentent sur scène les passions permettant au héros de sortir de sa confusion et au spectateur de se libérer d'un trop-plein d'émotions. Il précise que la narration ne suffit pas, les passions doivent être mimées pour que la catharsis se produise. Rendue visible à elle-même, l'âme désaccordée peut être ramenée à un état d'équilibre, et même, selon Goethe (dans sa *Relecture de la* Poétique *d'Aristote*), y trouver le moyen de réconcilier des passions contraires.

L'enfant, à la fois acteur et spectateur de ses mouvements intérieurs, trouve dans la mise en scène de leur expression les mêmes vertus que celles de la tragédie grecque. En représentant ses impulsions, l'enfant les extériorise. En voyant leur action se dérouler sous ses yeux, il se familiarise avec elles. La manipulation des éléments de son jeu est l'occasion de contrôler ses impulsions, de les agencer entre elles tout en les adaptant à son milieu de vie : un véritable tour de force pour s'adapter sans se dénaturer. On comprend mieux le sérieux et la concentration requis, l'importance de ne pas déranger ou d'extraire trop brutalement l'enfant de cette sacrée entreprise. En sortant pirates et chevaliers de leur boîte et en les mettant face à face prêts à s'affronter, Pierrot expose sur le tapis les aspects divergents de sa personnalité. Qui l'emportera du grand cœur ou du chacun-pour-soi, de la pitié ou du pas-de-quartier ? Dès lors, il s'agit déjà d'aligner impeccablement et de faire tenir debout les objets du litige. Les possibles scénarios imaginés par la suite, de l'affrontement sanglant à la paix des braves, dépendront de l'humeur du moment, l'important étant d'avoir le champ libre pour les exercer puis les apprivoiser et trouver une solution, sa solution à lui pour aujourd'hui. Quitte à remettre demain la question sur le tapis pour y répondre différemment.

Aujourd'hui, justement, les deux petits canons ont pu être exposés grâce au soin que Pierrot a pris pour joindre les murs de l'enclos. Sa tendance à la bagarre est toujours bien présente, elle est attenante au château, mais l'édification autour d'un muret parfaitement jointif indique que Pierrot a compris qu'il doit la contenir et/ou l'abriter. Dans sa construction, Pierrot a élaboré un début de solution pour intégrer la réaction de l'environnement face à son côté bagarreur sans le renier pour autant. Dans le champ clos de son jeu, Pierrot digère la réprimande et retravaille ses énergies d'affrontement. Ce lieu de contention et d'aménagement des pulsions[1] est un endroit à protéger. D'ailleurs ne serait-ce pas la fonction des gendarmes postés non loin de la ménagerie au cœur de la forêt ? Le sauvage et le réglementé ne font pas bon ménage, que font donc ces policiers qui tournent le dos aux bêtes fauves, ils montent la garde ou les empêchent d'approcher ? Le singe dans son arbre qui a la vision de l'ensemble possède peut-être la réponse. Peut-être, mais pour l'instant il n'est pas encore entré en action. Sur le tapis, tout semble en attente de la suite. Une suite que l'enfant ne connaît pas encore mais dont le prochain numéro se jouera la prochaine fois qu'il rouvrira sa boîte de jeu.

---

1. Une pulsion est un instinct cherchant sa satisfaction pour apaiser l'état de tension qu'il génère dans le corps et le psychisme.

Du jouet au jeu, de la passivité à l'action

Proche de ses instincts, perméable aux mouvements de l'inconscient, livré malléable aux influences de son environnement, l'enfant doit impérativement trouver un espace pour se dégager des forces dont il est le jouet et trouver un endroit où, seul maître à bord, il organise et assimile tout cela à sa façon. Sur le tapis, il se déleste de ce à quoi il est exposé, l'animation de l'intérieur et le vécu extérieur, sans que rien d'autre ne s'y mêle. Dans sa sphère de jeu, il adhère étroitement à lui-même et passe tous les éléments dont il est traversé à la moulinette, les mâchant et remâchant pour les digérer. Il se démène pour trouver ses solutions au jour le jour en utilisant les moyens du bord. Il façonne sa manière à lui d'être au monde. Il se révèle à lui-même.

Pendant qu'il joue, un monde animé par les images de son univers subjectif et affectif prend la place et complète sa relation au monde réel par une façon d'être toute personnelle. Dans ce monde « pour soi » éprouvé, non réfléchi, il exerce son potentiel créateur, installe un sentiment d'unité tandis que se distille en lui la satisfaction de s'adonner à lui-même sans entrave ni jugement. L'installation d'un tel programme est vitale pour la croissance de l'enfant et sa confiance en ses dispositions. Aussi doit-il ressortir régulièrement sa boîte de jeu pour graver en lui ses solutions et les faire évoluer selon les besoins du moment. Alors, il pourra en savoir plus sur le rôle du singe dans son arbre et ses possibilités d'intervention comme agent de liaison entre les gendarmes et les animaux de la forêt.

Le jeu dans sa répétition travaille en spirale pour graver les modèles de comportement encore inconscients que l'enfant porte en filigrane. Quand elles sortent brutes de décoffrage, il faut aménager les forces de l'inconscient pour les rendre viables et utilisables. Jour après jour, les jeux de l'imagination apportent leurs lots de péripéties qui doivent tourner en boucle pour stabiliser, en les ceinturant de près, ces mouvements primitifs dont certains pourraient, sinon, se révéler explosifs. À force de revenir sans cesse dans le cercle du jeu, ils s'impriment dans une matière, acquièrent une consistance et trouvent un débouché pour s'exercer. À ce jeu, l'enfant reprend la main et tandis qu'il se les approprie, ils se domestiquent. En vase clos, ils s'acclimatent, prennent le temps de mûrir et de préparer leur sortie. Dans quelque temps, quand le singe sera descendu de son arbre, que les chevaliers et les pirates après des combats acharnés signeront la paix des braves ou l'entente cordiale, Pierrot se mettra au tennis ou au tir à l'arc, et en haut des créneaux du château, on verra peut-être réapparaître les deux petits canons...

De même que le jeu reboucle sur lui-même, l'enfant reboucle avec lui-même pour son plus grand bien, chaque fois qu'il peut revenir à cette aire sans enjeu, sans autre perspective ou attente que de se livrer à lui-même. Une fois ses obligations satisfaites, rendu à lui-même et à son bon plaisir, il expérimente ce que c'est d'être en possession de soi et de son jeu. À cette place, il apprend à faire les choses de son propre mouvement et pas seulement en réponse à une demande extérieure. La concentration sur son œuvre le protège du mouvement autour. L'absence de sollicitation externe pendant ce moment offre l'opportunité de pouvoir extraire de soi sa propre animation. Borné à sa propre personne, l'enfant décide de son propre chef, devient maître d'un jeu qu'il agence à son gré, prend conscience qu'il peut exercer un pouvoir sur les choses en y mettant sa patte et sa pâte.

... Tandis qu'un autre dessine

« Le jeu devrait être considéré comme l'activité la plus sérieuse des enfants », disait déjà Montaigne. On peut ajouter le dessin aussi. Qu'il joue ou dessine, l'enfant réalise l'exploit de prendre pied dans le monde, de le marquer de son empreinte en y créant son petit monde à lui. Pour cela, il réunit les éléments de sa personnalité au départ pêle-mêle, comme les pièces d'un puzzle dont on vient d'ouvrir la boîte. Chacune des pièces contenant un peu du secret de sa réalisation présente et à venir, leur repérage puis leur assemblage sont vitaux. Les amateurs de puzzle savent bien qu'il faut commencer par les bords pour délimiter un espace à l'intérieur duquel les autres pièces prendront leur place. De la même façon, l'enfant doit trouver son cadre pour pouvoir se concentrer à l'intérieur. Mais la notion de bord et de limite n'est pas donnée d'emblée à la naissance. Le psychisme de l'enfant doit se structurer, son cerveau est à l'image d'un vaste chantier d'une grande complexité qu'il va falloir « sculpter[1] ». Le dessin de l'enfant en dit long sur la question et raconte, à sa manière, ce par quoi il doit passer pour se constituer et la façon dont cela finit par s'arranger.

---

1. C. Malabout, *La Plasticité cérébrale*, Mayard, 2004.

Construire sa maison pour mieux la quitter

À deux ans, Rosette dessine à tour de bras[1], ou plutôt elle gribouille. C'est le mouvement qui l'emporte, le va-et-vient raye la page ou la dépasse pour continuer sur la table, l'expression libre de son inscription première n'a que faire d'un cadre. Un peu plus tard, des spirales puis des ronds viennent à la surface, petits électrons libres sans rime ni raison autre que le jeu du mouvement et le plaisir de laisser une trace. Le geste ne déborde plus de la feuille, mais la boulimie de papier montre qu'elle n'est qu'un lieu de passage pour une expression sans intention précise. La maîtrise du geste venant, Rosette inscrit de-ci, de-là, des angles et de petits segments qui, associés aux ronds,

---

1. Voir dessin.

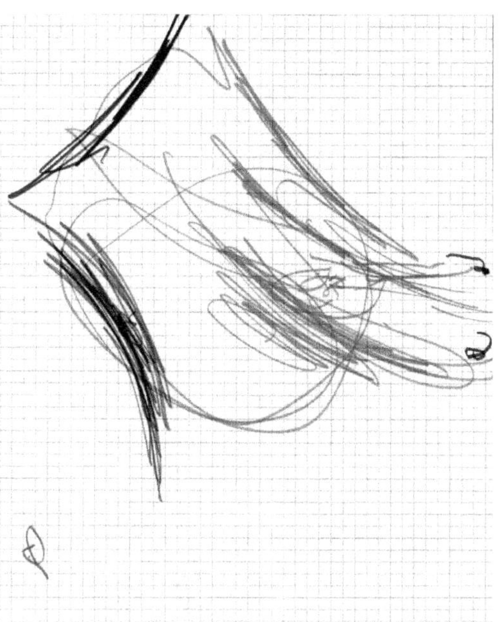

deviendront des têtards et des bonshommes patates flottant dans la page comme dans un espace sidéral, toujours sans arrimage.

À cinq ans, Rosette n'a plus devant elle qu'une seule feuille de papier, à l'intérieur de laquelle elle trace délibérément une ligne en haut pour le ciel, un rond pour le soleil, et en dessous, au milieu, un carré surmonté d'un triangle tous deux bien jointifs : c'est une maison. L'apparition de cet ensemble ciel, soleil et maison appelé par les spécialistes du dessin d'enfant « prémaison[1] » témoigne que Rosette, comme tous les enfants de son âge (exception faite de ceux atteints d'un trouble mental) a trouvé le moyen d'organiser l'espace en y installant une habitation.

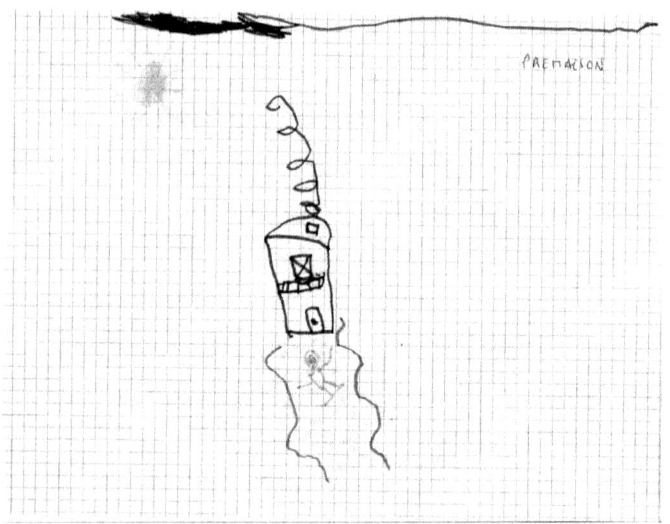

---

1. L'analyse qui suit prend sa source dans le point de vue apporté par ces auteurs sur certains aspects du dessin de l'enfant. In C. Jeangirard et W. de Graaf, *La Troisième Dimension dans la construction du psychisme, Pourquoi les enfants font-ils des dessins. Et pourquoi cessent-ils un jour de dessiner*, Éditions Érès, 1999.

À partir de là et pendant sept ans, Rosette ne cesse de reproduire inlassablement ce même motif de base, en l'agrémentant tout autour de mille et un détails qui changent selon ses états d'âme mais au centre trône, immuable, la maison vue de face.

Un changement de taille survient vers douze ans, quand dans son dessin elle trace la ligne d'horizon, tout à coup la maison change d'aspect. Elle se situe sur une surface qui se déploie au loin et lui donne une profondeur. Du premier plan à l'arrière-plan la maison et les éléments qui l'entourent possèdent maintenant une surface où ils se combinent les uns par rapport aux autres. Avec l'étendue que donne la ligne d'horizon, ils sont vus en perspective et non plus à plat. Peu après, Rosette apprend en classe la technique de la perspective. Pour elle, c'est une révolution. Son dessin jusque-là borné à la maison vue de face s'ouvre maintenant sur le lointain et un point tout au bout d'un chemin. Maintenant qu'elle maîtrise la perspective, elle range ses crayons pour de bon, elle n'en a plus besoin.

Serait-ce qu'à force d'habiter quelque part on gagne en profondeur au point qu'à la fin, une perspective s'ouvre à soi sans avoir tellement à bouger de sa place ? En tout cas, pour les spécialistes du dessin chez l'enfant, l'installation et l'occupation de la prémaison pendant sept ans conditionnent l'apparition de la ligne d'horizon qui ouvre un champ et crée la perspective. L'acquisition de la perspective signe la fin de l'installation du programme de prise de possession de l'espace. L'enfant cesse alors de dessiner. L'inscription de soi sur le papier a fait son œuvre, témoignant de l'opération en jeu pendant ce temps : occuper un espace clos et y habiter, de manière à dégager son point de vue pour ensuite se situer dans une perspective. L'évolution du dessin montre qu'après sa mise au monde l'enfant doit encore, par lui-même, se mettre au monde en s'y installant. Ce deuxième accouchement se fait par étapes : cinq ans sont nécessaires pour se constituer une enveloppe et une consistance, plus sept ans pour prendre sa mesure dans ce cadre, avant d'ouvrir son champ de vision et explorer le vaste monde sans se perdre de vue.

De l'absence de limites à la construction du cadre

Au commencement, la production de l'enfant, éparse et vagabonde, s'inscrit sur la page de façon plus sauvage que réellement domestiquée. L'expression libre prime et traverse la surface du papier sans s'y arrêter. La première occupation de l'espace se fait ensuite par un dépôt en vrac de petits éclats d'angles, de segments et de ronds « poussières d'espace égocentrés[1] » dans un espace plus sidéral qu'orienté ou bordé. Il faut attendre le jour où le bord de la page respecté devient un contenant à l'intérieur duquel les éléments de son monde jusque-là atomisés s'assemblent. Quand l'espace n'est plus ressenti grand ouvert parce que le périmètre de la page est devenu un champ délimité, séparé du reste, l'enfant peut l'occuper, et s'orienter. La maison est fermée par une porte dont on voit la poignée, rien ne s'en échappe que la fumée par la cheminée, signe qu'elle est habitée. L'enfant y a établi son foyer, quelque chose se concocte à l'intérieur dont personne ne sait rien sauf que cela va durer sept ans avant que l'enfant ne songe à porter son regard plus loin.

Quand on sait le rôle fondateur que ce dessin de base est appelé à jouer, on comprend que cela prenne du temps.

---

1. C. Jeangirard, W. de Graaff, *La Troisième Dimension dans la construction du psychisme, op. cit.*, p. 120.

L'importance du blason

Selon Will de Graaff, la prémaison a plusieurs fonctions. Sa structure inamovible introduit dans un environnement premièrement chaotique et sans limites, une orientation, un axe et une répartition de l'espace en trois régions haut, bas et milieu. Elle est aussi le théâtre et le contenant des opérations et des représentations de la vie de l'enfant en train de s'implanter dans le monde et d'y poser sa marque. Will de Graaff et Claude Jeangirard comparent le dessin de la prémaison à un blason ou plus précisément à l'écu dont *la table d'attente*[1] va s'enrichir progressivement des hauts faits d'armes du chevalier tout au long de sa vie. Ainsi pendant longtemps, à l'intérieur de cet espace cadré et géométrisé, les éléments du petit monde de l'enfant s'inscriront-ils pour raconter son histoire et ses préoccupations du moment. L'œil-de-bœuf sur un pan de mur, l'appentis sur un côté, le chat sur le toit, la fumée, l'oiseau tombé du nid, les racines bien visibles de l'arbre, les personnages… Tous ces éléments relèvent de sa composition, parlent de lui, de ce qu'il vit.

Préserver l'intimité pour permettre l'unité

Lorsque l'enfant dessine sa maison au milieu de la page, il est à cet âge, comme Françoise Dolto le souligne, le centre et le maître du monde[2]. Pour cette raison, elle la nomme « la maison-dieu » et remarque qu'elle peut prendre plusieurs aspects selon qu'elle s'étire en hauteur ou s'abaisse. Dans un sens elle devient clocher d'église, dans l'autre niche à chien. Dans la niche, l'espace en voûte est à la dimension d'un corps qui s'enroule sur lui-même à l'image du fœtus dans le ventre de sa mère.

---

1. La table d'attente est la surface de l'écu.
2. C. Jeangirard, W. de Graaff, *La Troisième Dimension dans la construction du psychisme, op. cit.*, p. 123.

Après la naissance, le cocon protecteur de cette position lovée se prolonge dans les soins dont la mère entoure son nourrisson, mais aussi dans les rideaux du berceau, le silence de la chambre, la douceur des langes, le périmètre des jeux, la maison-dieu de ses dessins.

Dans ces nids successifs, l'enfant garde sa chaleur, économise son énergie. Dans cette sphère à la dimension de son corps, il apprend comment faire pour s'accorder à lui-même. En rond, le dos bien calé, le ventre protégé, il est contenu dans un espace qui épouse la courbe du corps, il s'appartient. Une fois tissé ce lien indéfectible avec soi comme centre, on peut se déployer en colimaçon aux étages supérieurs, et, sans se couper de sa base monter jusqu'au clocher qui ouvre sur les alentours. Du foyer monte par le conduit de cheminée une fumée qui s'échappe en spirale. Il faut occuper longtemps cette niche avant de gravir les degrés qui vont au clocher et découvrir l'horizon. On y apprend à entretenir sa flamme de manière continue pour que quelque chose en émane et que, par la cheminée, on aperçoive de loin que l'intérieur est animé.

Déployer ses ailes trop tôt : quelles conséquences ?

Faute d'avoir pu tranquillement habiter cet espace protégé, d'avoir eu le temps de créer un sentiment d'intimité et de bien-être avec soi-même, il ne fait pas bon vivre à l'intérieur, alors on est poussé à se jeter dehors. Le lien, l'animation, le réconfort sont recherchés à l'extérieur. On manque de s'attacher à soi pour s'attacher aux autres. La niche est désertée au profit du clocher, les ailes sont déployées avant même que les racines aient pu s'ancrer solidement dans le terreau. Que se passe-t-il alors pour ces enfants qui ont grandi trop tôt ?

Face au vide, le vertige

Ces prématurés de la vie trop vite montés dans les tours, sont trop tôt absorbés par le paysage environnant. S'ils savent parfaitement rendre compte de ce qu'ils voient au loin, lorsqu'il s'agit de faire appel à leur propre fond, ils sont pris de vertige face au vide. Alors, pour reprendre pied, il leur faudra par la suite retourner se lover dans cette niche trop vite désertée.

À possibles paralysants, impossibles choix

À quarante ans, Rose-Albane voudrait se réorienter et commence un bilan de compétences. Après avoir lu les consignes du premier exercice par écrit qu'elle doit faire chez elle, un grand point d'interrogation naît dans sa tête. Elle panique devant la page blanche : que doit-elle faire ? Qu'attend-on d'elle exactement ? Par où doit-elle commencer ? On lui demande d'écrire ce qui lui vient à l'esprit quand elle se dit « moi » et aussi ce qui dans la vie lui plaît, l'intéresse, aussi bien dans le domaine personnel que professionnel. En somme, on lui demande de dire qui elle est et quels sont ses goûts. C'est le trou : ses goûts, elle ne les connaît pas, quant à elle, elle ne s'y est jamais arrêtée. D'ailleurs, l'angoisse de la page blanche revient chaque fois qu'elle se retrouve seule à devoir « pondre » (selon sa formule) quelque chose à partir de ses propres idées. Pourtant, elle en déborde pour les autres, dans l'échange, par oral ou en passant.

En effet, « pondre », c'est une autre affaire. Cela implique de se poser, de prendre un papier et un crayon, de se concentrer sur ce qui vient de l'intérieur et d'inscrire ce qui sort. Pour Rose-Albane, il s'agit là d'une opération entre soi et soi qu'elle ne connaît pas.

Dès le départ, se mettre à ce travail a été difficile pour Rose-Albane. Elle a eu mille autres choses à faire… Alors, comme souvent, elle s'y est mise à la dernière minute, quand il n'y a plus eu d'autre issue et que l'horizon a été bouché par l'échéance. Maintenant qu'elle tente l'exercice, elle ne tient pas en place. Elle répond au téléphone, pense à faire une machine à laver, regarde sa messagerie électronique. Cela n'avance pas, rien ne vient ou tout vient à la fois… Que choisir ? La ronde des questions commence : « Qu'est-ce qui est le mieux, le plus approprié, le plus significatif ? Et si j'écrivais ceci ? ou cela ? » Et tandis qu'elle réfléchit, Rose-Albane n'écrit pas une ligne.

La question ouverte posée par l'exercice plonge Rose-Albane dans un abîme de réflexions, elle est prise de vertige. Comme Rosette quand elle déborde de la page ou raye la feuille, les idées la traversent sans qu'elle puisse en arrêter le mouvement… À la différence près que Rosette penchée sur son papier crayonnait son mouvement et, l'inscrivant sur le papier, lui trouvait un débouché. Il en va autrement pour Rose-Albane qui, en haut de son clocher, cherche sa réponse dans l'étendue à perte de vue sans rien écrire sur la page. Au lieu d'inscrire sur le papier ce qui lui vient à l'esprit quand elle se dit « moi » et qui est là sous son nez, à savoir « tout » ou « rien » ou « un point d'interrogation » (ce qui serait déjà un point de départ), Rose-Albane prend de la hauteur pour se situer dans le contexte général de « la » réponse qui convient, et se perd en conjectures. Loin d'elle, projetée à l'extérieur, inscrite nulle part, Rose-Albane ne part pas d'elle-même ici et maintenant, et coupe ainsi l'inspiration à la source.

S'autoriser à gribouiller

Pour réamorcer la pompe, Rose-Albane doit redescendre l'escalier en colimaçon et commencer par le commencement à la manière de l'enfant. Comme Rosette, elle doit écrire en vrac sur le papier ce qui lui vient comme cela lui vient, sans autre souci que d'écrire. En donnant libre cours sur la page à son expression spontanée, elle pourra ainsi revenir au présent sans question ni appréciation sur ce qui sort, autrement dit sans se juger. L'enfant ne se juge pas, il fait corps avec son action, il se met en jeu.

En suivant ces recommandations, les mots viennent en vrac à Rose-Albane et se déposent sur la feuille. Sa propre production s'expose et s'encre devant elle ; c'est une matière première, comme une terre glaise qu'elle peut ensuite manipuler et travailler à son idée. Elle a « pondu » quelque chose.

La question de base de son bilan de compétences interroge Rose-Albane sur sa niche. Le sujet « moi et mes goûts » l'introduit dans cet espace taillé pour elle, où rien d'autre ne compte qu'elle, là, maintenant. Dans le circuit fermé de son ressenti immédiat, Rose-Albane commence à comprendre qu'il lui faut retourner à l'enfance et à sa simplicité d'être pour retrouver l'art de se produire et faire l'expérience de ce que « s'habiter » veut dire. Dans son enfance le foyer avait été déserté par des parents trop occupés ailleurs ; aussi, livrée trop tôt à elle-même, Rose-Albane avait pris l'habitude de trouver ses motifs de satisfaction exclusivement dans ses relations avec les autres. Pendant tout un temps, cela a été positif… Jusqu'à la quarantaine, moment charnière où l'on doit s'interroger sur ses motivations intimes pour donner un sens personnel à la seconde partie de son existence.

Le spectacle de l'enfant par terre au milieu de ses jouets ou le nez sur son dessin, indique à quel point, dans les premiers temps de la vie, l'enfant est instinctivement concentré sur un seul point de mire : se produire et se reproduire encore et encore jusqu'à trouver son assise et sa place. Dans cette seconde naissance au monde, il a la charge de s'adapter au monde tout en restant fidèle à lui-même. L'ancrage en soi est premier et conditionne sa capacité à filtrer, à trier, à digérer ce qui vient de l'extérieur en respectant sa nature et sa capacité d'absorption.

Cette opération qui demande beaucoup d'énergie doit se faire sous la protection de parents soucieux de réserver à leur enfant des temps pour jouer dans sa chambre ou encore de rêver dans un coin de sa tête, de lui laisser un endroit réel ou fictif dans lequel ils n'entreront pas. Pendant l'élaboration d'un dessin ou d'une construction, nul ne doit pénétrer. L'enfant se crée sous le coup de l'inspiration ; ensuite il partage son résultat pour communiquer son monde avec le monde. Un pont se crée ainsi, d'un monde à l'autre.

En remontant aux origines de l'enfant créateur de lui-même dans sa bulle, on découvre Cronos, il en est le père et le protecteur.

S'attacher à soi-même pour trouver sa place

Quand les circonstances de la vie n'ont pas permis que se constitue une enveloppe psychique, à l'intérieur de laquelle il est possible de se vivre indépendamment du reste, la frontière entre soi et les autres est sujette à caution. La confusion des limites génère une porosité, l'entourage s'infiltre à l'intérieur, ce que l'on est au fond s'estompe et devient flou. Des travaux d'étanchéité pour colmater les brèches sont alors à prévoir pour renforcer ses contours et son autonomie.

Grâce à la constitution de cette enveloppe psychique qui nous est propre, on s'appartient. Dès lors il est possible de se relier au monde sans y être scotché et de s'adonner au « jeu complet des circonstances » sans en être déstabilisé. Les fluctuations ambiantes, tenues à distance respectueuse, n'entament pas l'expression de soi. À cette condition on peut être soi-même avec les autres. Un parmi les autres sans risque de s'y perdre ou de s'y confondre.

Concerné au premier chef par cette affaire, Cronos, en père avisé, avale ses enfants tout rond…

Cronos, le protecteur

Même si Goya l'a représenté comme un ogre malfaisant[1], Cronos est un ardent défenseur de la tendre enfance pour qu'elle arrive à maturité. Son histoire fournit de précieuses indications sur la façon de protéger les premières étapes de la vie de l'enfant. Il sépare ses parents à coups de serpe pour se faire naître, lui et ses frères, et avale ses propres enfants pour les enraciner en milieu protégé avant de les rendre au monde une fois venus à maturité. Ces gestes fondateurs visent à préserver leur intégrité jusqu'à ce qu'ils sachent se situer et s'apprécier à leur juste valeur. En conservant ses enfants dans sa panse, il leur donne le temps d'être à eux-mêmes et de s'y attacher, il leur offre le point de départ d'un juste devenir qui va comme un gant parce qu'il colle à la peau.

L'antre de Cronos est en chacun cet espace inviolable où l'on n'y est pour personne d'autre que soi. Bien souvent, l'environnement, peu averti de ce qui se joue dans les premières années, attend trop de l'enfant et ne le laisse pas suffisamment être à lui-même. En témoignent les expériences des Pierres et des Roses de nos exemples qui, n'ayant pas bénéficié d'un lieu, au propre comme au figuré, où s'appartenir en toute tranquillité, sont lancés à corps perdu dans la vie et s'y retrouvent constamment connectés sans solution de repli. Dans ce cas, le retour dans le ventre de Cronos pour s'attacher à eux-mêmes comme à ce qu'ils ont de plus précieux est chaudement recommandé.

Dans le fond il n'y a pas d'âge pour apprécier l'enveloppement de l'estomac que Cronos offre à ses enfants. Le nouveau-né y a son

---

1. *Saturne dévorant un de ses fils* est une des peintures noires que Goya a peinte directement sur un des murs de sa maison, *la quinta del sordo* (la maison du sourd) ; ce tableau se trouve maintenant au Prado.

port d'attache, l'enfant sa niche, l'homme un havre de paix et un lieu de ressourcement régulier.

Se séparer pour se recueillir

Cronos expert et ardent défenseur de l'intégrité de l'enfant nous apprend les gestes nécessaires à une croissance appropriée. Se séparer pour se recueillir, s'entourer pour se rassembler, filtrer pour digérer, descendre au fond pour se reconstituer.

Le piège des vases communicants

Où l'enfant a-t-il bien pu se nicher quand il fallait dormir dans le salon sur un lit pliant escamoté dans la journée, ou dans la chambre des parents jusqu'à un âge avancé ? Être élevé comme on élève « une couvée » pour cause de famille nombreuse, ne pas avoir le droit, pour cause de famille bien-pensante, de penser à soi d'abord parce que c'est égoïste, ni de se plaindre, car il y a tellement de souffrance dans le monde, voilà qui défavorise l'attachement à soi-même ! Et que dire de l'exigence d'une réussite scolaire sans faille où l'on se doit, avant tout, d'être dans les premiers ? Sans parler d'un climat familial tellement instable qu'il faut rester sans cesse sur le qui-vive pour s'adapter ou se protéger du danger… Il en va de même des carences dans les tout premiers soins, et d'une vie fœtale compliquée.

La liste de tous ces petits ou grands incidents, auxquels l'enfant est prématurément confronté, est longue. Ces cas de figure variés entament d'autant ce périmètre de sécurité à l'intérieur duquel on peut être tranquillement à soi-même. Alors pour une question de survie, l'adaptation au milieu ambiant prime et devient exclusive.

On répond au besoin des autres d'abord, on se met à leur diapason puis à leur service, finalement à leur botte, sans bien s'en rendre compte. Le sentiment de sa valeur personnelle passe alors par le degré de son utilité aux autres. Dès lors on se prend à penser que « sans les autres on n'est rien ».

Dans ces conditions, ce que l'on est en soi, pour soi, n'apparaît pas dans le paysage. Le sens d'une existence personnelle et autonome est quasi nul. Cette incapacité à se prendre en considération empêche de vivre par soi-même et d'habiter sa peau. Un cercle infernal se met alors en place : à faire peau commune avec l'entourage, on en ressent les moindres fluctuations. Pour se sentir bien et que les relations soient sereines, on se met en quatre, laissant de côté ses propres besoins. Autre inconvénient : on donne sans compter, sans compter avec soi, sans sentir ses limites. L'épuisement guette, d'autant que l'on n'est pas payé de retour, même si on l'attend secrètement, inconsciemment. Ce jeu inconscient de vases communicants avec l'environnement crée des liens de dépendance qui tournent à la tyrannie ou à l'aigreur. Retrouver le respect[1] que l'on se doit à soi-même est la seule façon de sortir de ce cercle infernal et de ses liens pernicieux.

Apprendre à se respecter : un devoir qui incombe à chacun

Le respect de soi-même est donné quand, dans la toute petite enfance, l'entourage a pu ou su préserver cette part de soi inaliénable où l'on s'appartient sans avoir à répondre aux attentes. Quand ce n'est pas le cas, si personne ne s'est penché au berceau pour nous en faire le don, le soin nous en revient. Le soin et le devoir. Ce devoir de respect

---

1. *Respectare* : regarder en arrière, se retourner, considérer.

envers soi-même relève de sa seule compétence, il n'appartient qu'à nous de dégager cette part intime de soi de l'imbroglio des choses.

Une saine habitude

Quand Pierre-Paul rentre chez lui après une journée de travail, happé par tout ce qu'il y avait à faire sans avoir une minute à lui, il a l'impression d'être atomisé. Aussi, il a pris l'habitude d'aller dans sa chambre écouter un peu de musique. Une fois qu'il est dans sa chambre, l'agitation et l'effervescence de la journée se déposent. Il se reconstitue, un quart d'heure lui suffit pour revenir frais et dispos au sein de sa famille. C'est devenu une routine que sa famille respecte bien volontiers, sachant à quel point elle en bénéficie par la suite. Depuis quelque temps, Pierre-Paul applique ce rituel à son bureau : il ferme sa porte, puis ses yeux, et se transporte en pensée dans des endroits ou des moments où il s'est senti bien. Dans ce monde d'images bien à lui, il se ressource quelques minutes et repart ragaillardi. De la sorte, il rompt le cercle infernal de la réponse à tout-va aux sollicitations extérieures. Il n'en est pas moins efficace, bien au contraire. Cette extraction momentanée du monde ambiant ne pénalise en rien l'environnement. Il n'y a que lui qui peut le faire, personne ne fermera sa porte, comme ses yeux, à sa place. Respect de soi et autonomie vont de pair.

Grâce à la routine de ces micro-séparations d'avec son entourage, Pierre-Paul installe l'antre de Cronos à l'intérieur de lui. Il y revient chaque fois qu'il sent le besoin de récupérer des forces et de se rassembler. En cela, il agit en bon gestionnaire du premier bien qui lui appartient et qui, quoi qu'on en pense, n'est pas extensible à l'infini : son énergie.

En cela il suit les principes de Cronos qui, regardant toujours à la dépense, sépare ou se sépare sans états d'âme de tout ce qui porte atteinte à l'intégrité des êtres. À commencer par la sienne et celle de ses parents, Gaïa la Terre et Ouranos le Ciel, dont l'union ininterrompue l'empêchait de voir le jour aussi. Pour se faire naître lui et ses frères les Titans, il stoppe net leurs effusions et d'un coup de couteau, les sépare. Quand le monde émerge tout juste du chaos, Cronos se doit d'être radical pour imposer son ordre, mettre un terme à la dissipation régnante et la confusion des genres. Il ferme les vannes et puis chacun chez soi !

Voici les faits rapportés par Hésiode dans sa *Théogonie*[1], récit des origines du monde et de la naissance des dieux et la façon dont cela s'est organisé.

Une séparation salutaire

Gaïa, la Terre, après avoir engendré par elle-même Ouranos, le Ciel, pour procréer avec un partenaire, ne parvient plus ensuite à se retirer des embrassements incessants de ce dernier. Elle étouffe sous son poids et sous celui de leurs enfants proliférant dans ses flancs et empêchés de naître par ce coït ininterrompu. Alors, elle arme le bras de son fils dernier-né, Cronos, le seul à en avoir la trempe et la volonté, pour la délivrer.

Cronos encore enfermé avec ses frères dans le sein de Gaïa, lève son bras gauche, saisit les testicules de son père, les tranche et les jette au loin. À l'instant même Ouranos se retire, plus jamais Ciel ne recouvrira l'immense Terre tout entière. Cronos, ses frères et sœurs peuvent quitter le giron de leur mère. Ce geste, détachant Ciel de Terre, coupe court à un ensemencement sans fin dont il ne sortait aucun fruit. La séparation effectuée, chacun trouve sa place, l'un en haut, l'autre en bas.

•••/

------

1. Hésiode, *Théogonie*, Les Belles Lettres, Paris, 1979.

\•••

Cronos, en mettant un coup d'arrêt à l'incontinence de son père et à la fusion de ses parents, les sort de l'indivision et leur donne ainsi l'occasion de trouver leurs places respectives.

Si Cronos s'en prend à son père, Hésiode parle même de haine, c'est que celui-ci, n'ayant aucune notion de ce que s'appartenir veut dire, contrarie son principe : être intégralement soi-même. Ouranos n'a jamais vécu par lui-même ni pour lui-même. Il appartient à Gaïa qui l'a enfanté dans le but qu'il la féconde. Ce géniteur ne fait que répondre au désir de sa femme, il ne tient à rien si ce n'est à Gaïa. Comment pourrait-il alors se contenir ou mieux encore se dégager ? Cette hémorragie d'une énergie vitale qui n'est même pas productive, n'est pas du goût de son fils. En tranchant les testicules d'Ouranos, Cronos s'attaque à l'objet du délit et dégage son père de son lien de subordination à Gaïa. Chacun en profite ensuite pour trouver son rôle particulier : Gaïa peut mettre au monde sa progéniture et recouvrer son mode de fonctionnement, l'enfantement, tandis que Ouranos trouve enfin son logement en haut, sa forme en voûte, et son nom spécifique de firmament[1]. Chacun, en sauvant sa peau, a trouvé son lieu d'implantation, surtout Ouranos qui tant qu'il était en couverture de Gaïa ne savait pas vraiment où il habitait.

Sortir de la dépendance

Combien sommes-nous à vivre à la manière d'Ouranos et de Gaïa, dans une commune dépendance, comptant implicitement sur l'autre

---

1. *Firmamentum*, ce qui affermit, appuie, étaie.

pour combler nos attentes ou nos manques au lieu de nous reprendre et de récupérer notre propre appui ?

« Que serais-je sans toi ? »

Pierre-Jacques reste bras ballants devant la porte du frigidaire. Sa femme, grippée, est allée se coucher sans préparer le dîner. Il est là, seul, avec le sentiment que tout part à vau-l'eau. Quand Pierre-Jacques voit sa femme patraque, cela lui gâche sa soirée. Alors qu'il a l'impression de se mettre en quatre pour que tout baigne, voilà que sa femme a le rhume des foins ! En racontant l'événement, il ne comprend pas sa réaction, disproportionnée.

Il se concentre alors sur cette émotion et une situation du passé émerge : il se revoit enfant, cramponné à sa nounou qui s'en va. Puis une autre image surgit : lui et sa sœur sont tout petits dans la cuisine ; leur père leur donne à manger. Dans sa petite enfance, Pierre-Jacques a plutôt le souvenir de l'absence de sa mère que de sa présence. Aussi, quand elle était là, il faisait tout pour lui plaire et se prémunir d'une possible défection. À force, Pierre-Jacques s'est absenté de lui-même pour privilégier ce lien. Le pli pris avec sa mère s'est retrouvé plus tard avec sa femme : il fait tout pour elle de peur de se retrouver devant le désespoir d'antan. Mais il a beau faire, l'érosion du devoir de cuisine et un mauvais rhume viennent attaquer son système de protection. Alors, le désespoir d'enfant remonte à la surface, intact.

Pierre-Jacques, dans la cuisine, est aux prises avec ce petit garçon dont le monde s'écroule en l'absence de sa mère. Faute d'une présence maternelle suffisante au départ, une partie de lui est restée cramponnée à ce temps des origines où l'enfant est indissolublement lié à sa mère. La séparation nécessaire pour constituer sa sphère n'ayant pu se faire, il n'a pas acquis d'autonomie affective ni de quoi se ressaisir devant le frigidaire vide.

Pierre-Jacques et Ouranos ont ceci de commun qu'une partie de leur énergie est piégée dans les flancs maternels et se dépense en vain. Pierre-Jacques a beau être à la tête d'une entreprise florissante qu'il mène depuis des années de main de maître, il continue à abriter en lui un tout petit enfant qui fait tout pour maintenir le lien à sa mère, et aujourd'hui à sa femme, de peur que tout son petit monde ne s'écroule autour de lui.

Chacun ses goûts !

Apprendre à créer son monde à lui, trouver son firmament est le but visé. Pourquoi pas imaginer, la prochaine fois que sa femme sera enrhumée, au lieu d'attraper la première boîte de conserve qui lui tombe sous la main, de se faire sa propre cuisine à son goût ? Et pourquoi pas en profiter pour aller voir ce film qui l'attire depuis un moment mais ne plaît pas à sa femme ? À l'évocation de ce type de soirée, Pierre-Jacques sourit ; un contentement l'envahit. Le moment venu, il s'y est essayé, découvrant avec enchantement le plaisir de profiter seul, dans l'obscurité, de son film, sans se laisser distraire par la pensée que l'autre ne va peut-être pas aimer. Quant à sa femme, elle a pu, elle aussi l'esprit tranquille, monter lire son livre au chaud dans son lit, avec ce bol de soupe de légumes qu'elle affectionne tant.

Recoller à son goût et se faire sa petite cuisine est une bonne formule pour rentrer dans sa peau. Le chacun-chez-soi a du bon, il favorise l'émergence de ses particularités et la faculté de s'en contenter. La relation à l'autre est d'autant plus fructueuse que l'on ne cherche pas à tout partager. Dans un couple, chacun a une part et un rôle à jouer, et il ne peut les trouver qu'à distance respectueuse.

Selon le dicton : « Mieux vaut un petit chez soi qu'un grand chez les autres. » Selon Cronos aussi. Et pour protéger ses enfants, non plus seulement de la fusion avec l'autre mais de l'absorption dans le Grand Tout, il les avale dès leur naissance. Cronos continue son œuvre salvatrice contre le risque de dissipation dans l'autre, il met tout en œuvre pour renforcer la cohérence en soi. Il sait bien que pour faire face au Grand Tout un seul coup de couteau ne suffit pas, il faut aussi avoir de l'estomac et lui opposer une paroi étanche.

Sortir du « tout ou rien »

On est scotché au « tout » parce que l'on n'est pas dans sa peau. Si au cours du développement il n'a pas été possible de penser suffisamment à soi, on est livré sans distance ni possibilité de résistance au « tout » et l'on ressent l'obligation *d'être tout*. À seulement trois ans, quand il commence à dire « Non », l'enfant se sent comme une petite personne séparée. Cette opposition est à prendre sans ombrage et, dans une certaine mesure, à accueillir d'un bon œil. L'enfant entre dans sa peau et tâte de son quant-à-soi. Un quant-à-soi central pour son autonomie future et sa liberté d'être indépendamment du reste. Dans le cas où les circonstances l'obligent à trop se préoccuper du reste, il n'arrive pas à s'en défaire. Le reste colle à la peau.

Lorsque le reste devient une seconde peau, c'est que l'on n'est pas quelqu'un. Le sentiment de ce que l'on est en particulier ne s'étant pas installé, on devient la proie rêvée du « tout ». Livré à tout avant d'avoir pu tâter de sa personne, on est happé par la ronde incessante des sollicitations extérieures sans avoir de quoi y mettre le holà, car sans savoir au nom de quoi.

Le Grand Tout est un ogre insatiable aux multiples visages qui absorbe la moelle de qui lui court après. Il veut la perfection : une maison impeccable, un raisonnement sans faille, un parcours sans faute, avoir réponse à tout, une énergie à toute épreuve. Au moindre manquement, éjecté de sa sphère, on tombe dans le rien, puisqu'il n'y a pas encore quelqu'un. Pris dans les rets du tout, la course devient folle, on obéit à sa loi pour pouvoir exister. Sous le régime totalitaire du « tout ou rien », le psychisme est incapable de faire la part des choses, le tout n'entendant rien à la part en particulier, on ne peut jamais se faire la part belle. Ou bien seulement après tout le reste, ce qui bien sûr n'arrive jamais. Alors au bord de la décomposition, on est pris de nausées.

Quand la coupe est pleine...

Rose-Blanche est hantée par l'image et la peur de vomir devant tout le monde. Il faut dire qu'elle met un point d'honneur à ne s'arrêter que quand elle a « tout fait » selon la formule consacrée. Comme on ne voit jamais le bout du tout, elle n'arrête pas et n'a jamais de temps pour elle. Dans sa tête c'est pareil, elle est toujours en train de penser et d'organiser ce qui devra être fait le lendemain ou les jours suivants. Si elle ne peut faire tout ce qu'elle a projeté, elle n'a plus envie de rien. Il lui faut tout ou rien. L'image et la peur de vomir lui signalent que la coupe est pleine et qu'en voilà assez. D'autant que son corps s'est mis de la partie, elle se sent souvent barbouillée, a parfois du mal à savoir si elle a faim et quand elle mange elle se demande si cela va passer.

Il a fallu du temps pour que Rose-Banche arrive à s'extraire du « tout faire » dans lequel son énergie était emprisonnée. Le travail thérapeutique, dont la vertu première est d'instaurer la routine d'un retour à soi régulier, porte fermée, l'inscription dernièrement à un atelier de sculpture où elle s'absorbe en elle-même pour ne plus penser qu'à sa composition, sont des occasions de reprendre contact avec elle-même, ses sensations, sa créativité. À l'exclusion du reste. À force de temps et de patience, l'image qui la hantait a disparu et elle renoue avec son appétit. L'estomac qui ne transige pas avec la satiété est un véritable baromètre, aussi quand elle commence à se sentir barbouillée, elle sait qu'il lui signale qu'elle a dépassé la dose.

Le dérèglement des sensations et l'image qui faisait effraction, étaient des indications du corps et de l'inconscient pour signifier un refus d'absorption supplémentaire du tout et la nécessité d'éliminer un trop-plein pour faire de la place à soi. La thérapie et l'atelier de sculpture, en laissant tout à la porte, ont permis à Rose-Blanche de commencer à rééquilibrer les choses.

Une bulle protectrice

Concentré sur soi, on détache peu à peu sa part à soi du tout, récupérant ainsi ce qui appartient en propre. Dans le même temps, on se fait sa bulle psychique, comme une membrane étanche autour de soi qui filtre l'extérieur et ne laisse passer que ce qui convient au fond.

La constitution de cette bulle protectrice où l'on n'a rien d'autre à faire que d'être à soi-même est le but recherché par Cronos quand il avale ses enfants à la naissance. En se retrouvant dans son estomac à triple paroi, ils n'ont rien eu d'autre à faire que de se laisser porter[1],

---

1. Sur la nécessité d'être beaucoup porté dans les tout premiers mois de la vie : J. Liedloff, *Le concept du continuum, À la recherche du bonheur perdu*, Ambre éditions, Genève, 2006.

bien bordés, avec le loisir de s'absorber dans leur sensation de bien-être.

Avaler ses enfants pour mieux les protéger

De la même façon qu'il a détaché Ciel de Terre, Cronos détache ses propres enfants du sein de Rhéa, leur mère, et les avale les uns après les autres. Cette ingestion[1] renforce la séparation, en la rendant quasiment hermétique. Fort de son expérience passée, Cronos se méfie du giron maternel où l'homme peut s'oublier à perdre sa semence et les enfants être empêchés de naître. Ce monde féminin qui invite au doux mélange, aux liens de dépendance, à la confusion des genres, nuit à l'intégrité. Aussi, il fait en sorte de s'en tenir à l'écart, lui et ses enfants. Cronos, en tant que père, représente le foyer dans lequel ses enfants s'enracinent, alors que Rhéa, comme la femme en général dans la Grèce antique, ne représente pas le foyer mais un champ ouvert. Elle draine derrière elle l'immensité d'un monde en pleine ébullition, tout juste sorti du chaos. Aussi, il n'est pas question pour Cronos de lui laisser le soin de ses enfants. À la place de ce lieu de perdition, il leur offre l'exact opposé, l'abri sûr, étanche et parfaitement circonscrit de son estomac. Ses enfants y grandiront bien accrochés, enveloppés dans une membrane solide et souple, non extensible à l'infini.

Au contact de ses viscères, les enfants de Cronos s'imprègnent de son mode de fonctionnement et cela leur réussit car lorsqu'il est obligé de les « rendre[2] », chacun a son rôle et sa place, distincts de ceux des autres, chacun a un nom bien à lui. Parce qu'ils ne se sont pas mélangés trop tôt, leurs contours et leurs attributions sont définis, ils sont devenus des individus à part entière.

---

1. *Ingere* : porter dans.
2. Grâce à un vomitif que Zeus, son fils dernier-né et le seul à ne pas avoir été avalé, lui administre des années plus tard.

Une affaire d'estomac

Ne pénètre dans l'estomac que ce que l'on veut bien avaler, lorsqu'il est plein, il donne une sensation de satiété et avec, celle de devoir s'arrêter d'absorber. Le temps de la digestion est un temps de brassage pour que se répartisse utilement ce qui a été ingéré dans l'ensemble du corps. Pendant ce temps, l'estomac fait la part des choses, en gardant et en distribuant à l'intérieur ce qui convient au bon fonctionnement du corps et en éliminant le reste.

Dans un tel cadre, on prend la mesure de sa capacité d'ingestion et l'on sent bien quand cela suffit. Le reste est évacué au fur et à mesure, on ne garde rien de superflu « au cas où ». Du coup on n'est pas encombré.

Cronos offre son estomac pour ne prendre de l'extérieur que ce qui est nécessaire à l'intérieur. Les messages venant du corps, pour peu qu'on les écoute, avertissent que l'on atteint une limite et que l'on ne peut pas tout. Tenir compte de ses limites permet de ressentir les contours de sa nature intrinsèque. Ramené à soi-même par ses sensations, on apprend à reconnaître ce qui est bon ou pas pour soi, on se forge un estomac limitant l'absorption d'éléments étrangers ou en trop grande quantité. Les données de l'extérieur convenablement filtrées par cette membrane, on peut en toute tranquillité coller à sa peau, tâter de ses frontières et se lover à son goût.

Au cœur de ce bornage, l'éprouvé de sa nature limitée est un contenant bien rassurant. Quel soulagement de sentir que l'on n'est pas tout mais bien quelqu'un au fond et que dans ce petit espace qui est le sien, on se sent déjà bien ! Le goût de soi et puis son goût tout court, et avec la possibilité de choix, s'implantent dans ce sentiment de bien-être juste avec soi. Une fois en adéquation avec notre nature particulière se développe la faculté de trier dans la vie le bon et le nécessaire pour soi. Détenteur de ces règles élémentaires de l'économie de soi : investissement, dosage et régulation de l'énergie physique et psychique, on peut sortir affronter le vaste monde sans risque de confusion. En possession de soi et de ce qui convient au fond, on ne court pas le risque de dépasser sa mesure et de se laisser absorber par le tout.

Se lover pour se protéger

Si l'environnement requiert trop précocement l'attention de l'enfant ou si un traumatisme survient dans la petite enfance, la part qui a besoin d'être centrée sur soi, en danger, se coupe du reste de la personnalité, elle se dissocie et ainsi se protège[1]. Grâce à cette mise à part, le reste du psychisme continue à s'adapter à l'environnement tandis que la partie dissociée reste en l'état, stoppée dans son évolution mais en tout cas préservée même si l'affaire n'est pas réglée. Plus tard, quand une situation du présent rappelle d'une certaine façon le traumatisme, le malaise du passé remonte à la surface, intact, et envahit le psychisme de diverses façons. Le travail thérapeutique consiste alors à se relier, par le biais de l'émotion et de l'image associée, à cet « enfant perdu » pour le réintégrer dans l'ensemble de la personnalité.

---

1. Lire à ce sujet O. Van der Hart, E. R. S. Nijenhuis, K. Steele, *Le Soi hanté*, De Boeck, 2010.

Bercer l'enfant en soi

Rose-Claire en a un peu assez d'être uniquement la mère de ses enfants, la femme de son mari, la petite main de son patron. Elle éprouve, à la quarantaine, un besoin de réalisation plus personnelle. Parce que son petit frère handicapé est né quelque temps après elle, elle n'a pas bénéficié de beaucoup d'attention. D'une nature joyeuse, généreuse et alerte, elle s'est empressée auprès de lui, faisant abstraction d'elle-même, en tout cas d'une partie d'elle-même qu'elle a laissée, sans le savoir, en plan. Un jour, se sentant du vague à l'âme, elle visualise la part d'elle-même d'où s'exhale la plainte et trouve une petite fille enfoncée dans un pouf à l'un des coins de sa chambre. Interrogée sur ce qu'elle fait là, l'enfant explique que dans cette position elle se sent protégée d'un monde bien trop vaste pour elle et qui lui fait peur, tandis que là, lovée dans ce pouf dont la matière l'entoure de toute part, elle se sent au chaud, en sécurité. Elle a un périmètre à sa taille. Rose-Claire lui ayant proposé de la prendre dans ses bras, la petite s'y blottit. Tendrement bercée, elle s'endort.

Cette toute petite fille représente cette partie de Rose-Claire restée en arrière et dont le besoin d'attention n'a pas pu être pris en compte autrefois. Il est remarquable de voir comment l'enfant a instinctivement trouvé dans le pouf l'enveloppement souple et contenant de l'estomac de Cronos, indispensable pour se sentir réuni à lui-même.

S'extraire, pour se mûrir

Si les conditions du milieu extérieur ne favorisent pas l'attachement à soi-même, le psychisme par mesure de protection et pour pouvoir aussi s'adapter aux obligations de la vie de tous les jours, suit le modèle de Cronos. Il extrait « l'enfant perdu » du reste de la personnalité qui, elle, continue à œuvrer dans le monde extérieur et l'encapsule en attendant des jours meilleurs.

Cronos couve ses enfants car il craint, s'ils sont prématurément mis à l'air libre, pour ces chairs tendres pas encore formées et informées, la désintégration. Être intégralement soi est l'axe autour duquel tourne la Maison Cronos. Le dieu est fondamentalement attaché à cet état, il en est le garant. Aussi, il tient à distance ce qui risquerait de l'entamer. Contrairement à son père qui était un géniteur peu soucieux de sa semence et la disséminant à tout-va, c'est un père économe et même avare de ses biens. En père avisé et responsable, il offre à ses petits une enceinte protectrice pour une seconde gestation en milieu familier à l'écart d'un monde trop vaste pour leur capacité d'intégration où le risque de dissipation est majeur.

Une saine avarice

De son point de vue, les enfants doivent commencer leur vie en se familiarisant avec eux-mêmes sans ingérence étrangère et dans le foyer dont ils sont issus, c'est-à-dire celui de leur père comme le veut la tradition grecque. Après avoir donné sa semence, il la récupère pour qu'elle prenne racine en lui. Ses enfants prennent consistance et se ressentent comme un tout parce qu'ils sont dans l'enveloppe d'un contenant souple, solide et délimité qui épouse leurs mouvements tout en les tenant bien bordés. La position lovée dans l'estomac en guise de niche lui semble idéale pour adhérer fortement à soi-même et rassembler une nature au commencement diffuse et peu cadrée, comme le montrent les dessins d'enfants.

La solidité du lien à soi et la congruence gagnée à rester dans ses limites permettent de résister aux courants extérieurs et créent autour de soi la distance nécessaire pour conserver son libre arbitre. Aussi, Cronos n'est pas prêt à laisser partir trop vite sa couvée. N'oublions pas qu'il faut cinq années pour qu'un enfant installe sa prémaison sur le papier, puis encore sept années pour qu'elle s'ouvre sur une perspective ! Cronos agit avec prudence, il est avare de ses enfants, parce qu'il sait bien qu'il faut du temps pour couver un tel trésor. Pour le restituer il faudra toute la ruse de Rhéa, d'Ouranos et de Gaïa et attendre encore bien des années.

Se protéger de l'envahissement

Rose-Léa, elle, manque complètement d'estomac et n'a sûrement pas passé assez de temps dans l'antre de Cronos pour s'établir fermement en elle-même. Aussi, le cercle protecteur pour conserver une distance suffisante entre elle et l'extérieur n'existe pas. Quand elle doit prendre la parole en public, elle se décompose, ressentant l'auditoire si pressant, omniprésent qu'elle a l'impression d'un envahissement par une masse d'énergie face à laquelle elle perd pied et en même temps le fil d'elle-même et de ses idées. Cette sensation de liquéfaction, selon ses termes, la ramène à des scènes où, enfant, elle voyait son père sous l'emprise de l'alcool ne s'appartenant plus. La confrontation précoce à ce type de scène fait effraction dans le monde de l'enfant dont, comme on l'a vu plus haut, une partie se replie sur soi pour conserver un semblant d'unité et se protéger en se mettant en boule dans un coin du psychisme. En partant de la sensation éprouvée face à un public et en demandant à Rose-Léa de voir, en image, la partie de soi qui ressent cela, elle visualise une petite fille la tête dans les bras dans le noir. Interrogée, cette dernière explique que, recroquevillée dans un coin, elle conserve un peu de chaleur et ressent mieux son corps.

Parler en public demande d'être bien implanté en soi et confiant dans son pouvoir d'expression. L'ambiance d'un foyer tendu invite plutôt à être sur ses gardes et à se protéger. La manifestation libre et confiante de soi reste en attente, larvée, à l'image de la position de la petite Rose-Léa qui s'enserre dans ses bras pour se maintenir rassemblée. Impossible, dans ces conditions, de songer à avoir un impact sur l'extérieur. Avant de se produire en public, Rose-Léa doit retourner à l'intérieur reprendre la croissance de cet enfant en champ clos.

La position du corps lové sur lui-même est le dernier bastion d'une intégrité conservée, d'une intimité épargnée pour qui n'a pas joui, autrefois, de la tranquillité ou de l'accueil nécessaires pour se constituer une sphère particulière. Plus tard, à l'âge adulte, quand les circonstances demandent à ce que l'on marque de son sceau personnel l'extérieur, qu'il s'agisse de communiquer ses idées, de faire œuvre de créativité ou de se réorienter, l'intime est requis, le domaine très personnel des goûts et des couleurs. Mais quand on contacte cette sphère jusqu'alors si peu investie, on trouve un enfant en boule totalement démuni et avec si peu d'énergie qu'il n'est pas question pour lui d'aller immédiatement à la rencontre du monde extérieur. Pour qu'il se rétablisse et soit en mesure de produire ce qu'il a d'essentiel, il faudra lui accorder l'attention qu'il mérite, le couver à la manière de Cronos qui les porte sans rien attendre d'eux que de se développer selon leur nature intrinsèque.

Vive la récré !

Au cours d'une thérapie on se glisse à nouveau dans l'estomac de Cronos, on s'y redécouvre enfant avec la faculté de se laisser porter et inspirer par ce qui vient y éclore dans l'instant et le besoin de garder tout cela jalousement pour soi. Jung à propos de l'élaboration, dans le secret, du travail thérapeutique évoquait le processus alchimique de transformation de soi qui doit se faire dans un *vase bien clos* dont rien ne doit sortir le temps que ce qui s'y concocte produise tout son suc.

En tout premier, comme pour tous les enfants, on voit émerger le besoin d'un temps de récréation à tailler résolument dans celui des obligations pour laisser refleurir le goût et la sensation de l'expression libre. Restaurer la confiance en la libre production de soi commence souvent par des activités ludiques.

Aussi, si en toute chose nous nous montrons homme ou femme de devoir, quand la question se pose de choisir un loisir l'enfant à l'intérieur de nous préférera sans doute choisir un atelier d'improvisation de jazz vocal à une chorale classique.

De Cronos à Rhéa, le retour au monde

Le travail de récréation ayant porté ses fruits, vient le temps de rentrer dans le monde. Ce passage n'est pas du ressort de Cronos mais de celui de Rhéa, sa femme qui, elle, en tant que femme et étrangère au foyer de son mari symbolise dans la Grèce ancienne le passage ; c'est donc elle qui va prendre le relais pour préparer la deuxième venue au monde de ses enfants. Hésiode raconte comment, lassée du manège de Cronos, elle lui subtilise son fils dernier-né Zeus, lui donnant à la place une pierre enroulée dans des langes. Celui-ci devenu adulte administre à son père un vomitif, Cronos est alors obligé de « rendre » ses enfants. Le moment était venu, son rôle de père protecteur avait fait son œuvre : à la sortie, ses enfants sont intégralement eux-mêmes, prêts à l'emploi. Chacun dès lors trouve sa place et sa finalité dans l'univers. À Hadès les Enfers, Poséidon les mers, Déméter

•••/

\•••

les moissons et les produits de la terre, Héra sera la fidèle épouse de Zeus, Hestia la déesse vierge, gardienne du foyer. La pierre elle-même aura un sort particulier, et pas des moindres, placée à Delphes, nommée *omphalos*[1] elle représente le centre du monde. Son nombril pour ainsi dire.

Le ventre de Cronos est le lieu incontournable par lequel chacun doit passer et repasser pour trouver sa place et son rôle spécifiques dans l'univers. Cronos a longtemps couvé ses enfants dans ce but. Pendant le temps où ils étaient sous sa protection, ils ont pu se prendre pour le nombril du monde.

Ce qui contribue à donner la certitude d'être unique en son genre et scelle un destin qui n'appartient qu'à soi.

Cronos n'en a pourtant pas fini. Il n'en a pas fini avec lui-même. Il a agi instinctivement avec ses enfants mais n'a pas encore éprouvé dans sa chair la marque de fabrique qu'il a posée sur ses enfants. Il n'a donc pas fini de percer le secret de sa composition. Il doit pour cela apposer son sceau sur lui-même. Zeus va l'y obliger.

Descendre aux Enfers pour ne s'en prendre qu'à soi

Tout homme a dans le cœur le sentiment d'être, pour une part, unique et le désir que sa vie reflète cette part. Accéder à cette part demande que l'on se réserve du temps, un temps pour rentrer à l'intérieur, se prendre à cœur et, dans ce réceptacle particulier ainsi formé, percevoir ce qui ne parle qu'à soi, ne parle que de soi. Y aller de son propre mouvement n'est pas chose aisée. Cronos, dont c'est

---

1. *Omphalos* en grec signifie le nombril.

pourtant la spécialité, y a été contraint et forcé quand Zeus l'a jeté au fin fond du Tartare[1].

La descente au Tartare demande à ce que l'on se retire en soi-même pour aller chercher à la source les éléments de sa spécificité. La vie d'aujourd'hui, de plus en plus prenante, n'est pas favorable à ce genre de retraite. On s'accorde de moins en moins de temps de pause et de silence et le retour sur soi passe aux oubliettes. Alors les circonstances de la vie, comme pour Cronos, se liguent pour nous y obliger et nous envoient dans le Tartare méditer sur notre sort et notre lot.

Se mettre à l'ombre, mûrir sa réflexion

Après avoir vomi ses enfants, Cronos livre une longue et terrible bataille contre l'ordre nouveau de Zeus. De cet affrontement, il ressort battu. Il est alors enfermé par ce dernier dans le Tartare. Les portes de bronze se referment sur lui pour une durée illimitée. En ce lieu entouré d'un mur d'airain, d'un triple rang d'ombre, et d'une profondeur telle qu'il faudrait dix jours à une enclume tombée du ciel pour l'atteindre[2], Cronos passe de longues années à méditer sur son sort, à ne s'en prendre qu'à lui-même et à s'y attacher plus fortement encore.

À son tour coupé de tout, à distance de tout sauf de lui, le dieu « aux pensées recourbées[3] » va avoir le loisir de faire retour sur lui-même. La sentence de son fils vient à point nommé en lui donnant l'occasion de porter à son comble et de vivre de l'intérieur les principes dont il est l'incarnation. S'il veut passer maître dans l'art de se contenir pour assurer sa cohérence et mûrir en toute intégrité, il ne peut échapper à ce sort.

•••/

---

1. Nom donné aux Enfers dans la mythologie grecque.
2. Hésiode, *Théogonie, op. cit.*, p. 58.
3. *Cronos agkulometis*, comme le nomme Hésiode, *agkule* : toute chose recourbée qui enveloppe ou enserre, et *metis* : pensée, sagesse prudente.

\•••

Le Tartare a remplacé la panse. Derrière ce mur et ce triple rang d'ombre situé dans des profondeurs incommensurables et pour une durée qui ne nous est pas contée, il s'accroche de toutes ses forces à lui-même.

Se contenir pour se découvrir

Au lieu de se débattre, on l'imagine se tenant étroitement embrassé, dans la même position que les enfants perdus retrouvés dans un coin. C'est une manière de se sentir, dans son corps, parfaitement réuni à soi. Ses pensées naturellement recourbées vont prendre sans difficulté le même pli que son corps et investir sa vie intérieure. Il ne cherche pas à transcender un état d'extrême limitation mais à s'y donner à fond et à expérimenter ce que l'on peut en tirer. De cette restriction imposée, du peu de jeu et d'espace de liberté qui lui sont laissés, il fait une opportunité, adhère puissamment à lui-même et se pénètre. Dans le noir, sans personne autour, il se ceinture et s'enfouit dans ses ténèbres. Dans cette attitude non de résignation mais d'acceptation de la limite la plus extrême, il touche au soi-même qui devient central. Enfermé, Cronos prend conscience de sa nature, découvre son art, l'art de se contenir. Ce qu'il avait fait d'instinct avec ses enfants, il se l'approprie en touchant son fonde-ment, il tient sa marque de fabrique. Il est né pour incarner tous les sens du verbe *continere* : se relier à soi, se maintenir uni, s'embrasser, s'enfermer, se retenir, se contenir, se refréner. En se faisant conte-nant, il touche au contenu, éprouve sa consistance. Au lieu de se ronger les sangs il se nourrit de sa substance. Confiné, il explore ses plus petits réduits et ses moindres détails, il devient tout pour lui-même. Il se prend à cœur.

Dans cette configuration, il est possible de s'attacher à soi-même intimement et de s'y découvrir objet précieux au cœur du sentiment d'existence. « On existe quand on fait exister l'existence en la rendant intime, elle fait vivre quelque chose de nous[1]. » Cette mise au secret est l'occasion pour Cronos d'affiner son principe en l'amenant jusqu'à son terme et à son expression la plus pure. Ces conditions de concentration ultimes satisfaites, le verbe *continere* inscrit dans sa chair, il peut en propager délibérément les effets autour de lui. Le temps est venu pour lui d'être *rendu* au monde et d'y partager le secret ramené des profondeurs. L'ensemencement de soi-même a produit ses fruits, ils peuvent désormais se répandre à l'extérieur sans crainte de désintégration. Nous verrons plus loin comment.

La descente au Tartare se vit chaque fois que l'on dépasse ses limites. La limite d'absorption de Cronos étant atteinte, la vie, par l'intermédiaire de Zeus, y met un coup d'arrêt.

Redescendre de sa montagne

Les circonstances ramènent à sa taille celui qui s'aventure dans le grandiose ou l'excessif. Tout semble alors se ralentir jusqu'à presque s'éteindre dans ces passages à vide qui vont de la dépression où l'on n'a plus goût à rien, à la récession d'où toute progression est bannie. Ces mises au placard que la vie réserve sont le signe qu'une forme de dissipation de soi-même et d'éloignement de son centre s'est installée et qu'il faut retourner au fond pour aller puiser dans l'intimité à la source de son essence. Comme il est difficile d'y aller de son

---

1. B. Vergely, *Retour à l'émerveillement*, Albin Michel, 2010, p. 69.

propre mouvement, le jeu des circonstances opère en mettant des bâtons dans les roues à un fonctionnement sans limites et répétitif. Cela va d'un simple avertissement : une promotion ou une augmentation auxquelles on s'attendait et qui ne viennent pas, à des ennuis plus ou moins graves de santé, en passant par l'éloignement de personnes auxquelles on est attaché. On réalise alors, comme c'est étrange, que l'on n'est pas le *deus ex machina* que l'on croyait et que la vie ne se plie pas à notre seule volonté. L'heure des restrictions et des limitations a sonné : « Cela ne marche plus comme avant », disent fréquemment des personnes qui commencent un bilan de compétences, un coaching ou une thérapie. Quand cela ne marche plus comme avant, le temps de la retraite est là. Le moment fatidique est venu où les événements se conjuguent pour obliger à entrer dans le ventre de Cronos accoucher d'autres parties de soi restées à l'état d'embryon. Il y a une telle répulsion chez certains à accepter la récession qu'ils y brûlent leurs dernières cartouches et c'est le burn out ou l'AVC.

Pierre qui roule n'amasse pas mousse

« Je suis usé, mon corps dit "Stop" », annonce Pierre-Benoît au cours d'un bilan de compétences qu'il entreprend à la suite d'un burn out, pour comprendre ce qui lui arrive et « reprendre sa dynamique ». Quand il retrace son cursus, on comprend qu'il a trop tiré sur la corde : « Mon parcours jusqu'à maintenant était constamment ascendant. Je suis parti d'un petit poste dans une petite société jusqu'à un poste à forte responsabilité dans une grande société et en me donnant toujours plus. »

À trente-sept ans, Pierre-Benoît, déterminé à gravir un échelon de plus, décide de travailler dans une grande société, à l'international, pour manager une équipe et, après un premier bilan de compétences qui ne dit pas non mais attire son attention sur un manque d'assertivité, malgré des crises de tachycardies qui surviennent à ce moment-là, il trouve l'entreprise *ad hoc* et démissionne de sa société. Il se donne à fond, se casse la cheville, doit s'arrêter quelque temps, revient et met les bouchées doubles. Sa vie personnelle en prend un coup... Malgré tout, les résultats escomptés ne sont pas au rendez-vous. Quand son manager lui propose un autre poste avec moins de management et de déplacements, il vit cela comme un licenciement, et craque complètement. Il est mis en arrêt maladie. Il décide alors de faire un deuxième bilan de compétences pour faire le point sur lui, le nouveau poste qu'on lui propose et, comme il dit, « se restructurer ».

À l'issue de ce deuxième bilan, Pierre-Benoît réalise que ce coup du sort est là pour le forcer à aller chercher en lui quelque chose qu'il a laissé à la traîne : « C'est vrai qu'il y a trois ans, le bilan de compétences avait aussi relevé une difficulté à m'affirmer et une sensibilité artistique à explorer, mais je n'ai pas osé aller dans ce sens. J'avais une image de moi superpercutante, qui avance et depuis deux ans et demi dans mon poste je me suis donné corps et âme. J'étais tout le temps sur la brèche, je restais le soir jusqu'à 21/22 heures sur mon PC. J'avais un moteur qui me faisait avancer, rien ne pouvait m'arrêter... Depuis quelque temps, cela a des incidences sur ma vie privée car je ne suis pas disponible. Dans la fonction que j'avais avant, j'avais un sentiment de pouvoir. Lorsque l'on m'a proposé de changer de poste, j'ai eu l'impression de ne plus rayonner, d'être étouffé. J'en ai beaucoup voulu à mon manager, maintenant je me rends compte que cela vient de moi... Je me suis usé. »

Avec cette prise de conscience la partie est gagnée. Pierre-Benoît voit dans ce nouveau poste qui ne lui en demande pas tant, l'occasion de reprendre un nouveau souffle, de travailler sur ses capacités d'affirmation, d'approfondir dans ses loisirs ce nouveau pan de sa personnalité et de son expression artistique.

Derrière ces coups du sort qui obligent à retirer l'énergie de l'extérieur pour la récupérer à l'intérieur lorsque la dépense dépasse les bornes, se profile le coup de serpe de Cronos mettant fin à la dilapidation infructueuse de la semence d'Ouranos. Ces coups d'arrêt, parfois dramatiques, agissent pour notre bien en créant les conditions d'une fructification à point. La rencontre de l'adversité comme le souligne le *Yi King* est une période où « le vrai discernement consiste plutôt à s'adapter au mouvement de l'automne en économisant son énergie et en l'enfouissant à l'intérieur de sa valeur intime. L'adversité y nourrira des racines solides comme celles d'un mûrier plutôt qu'une végétation désordonnée appelée à se faner[1] ».

Sur les traces de Cronos, en accomplissant les mêmes gestes salvateurs que lui, Jung a su instinctivement « enfouir son énergie à l'intérieur de sa valeur intime pour y nourrir des racines solides ». Et en ressortir en possession de « son mythe[2] ».

---

1. C. J. D. Javary et P. Faure, *Yi King, Le livre des changements*, Albin Michel, 2002, p. 228-229.
2. Pour Jung le mythe personnel est la révélation de la vie divine dans l'homme et la façon dont elle nous parle. Cela demande la coopération du conscient et de l'inconscient.

Se concentrer sur sa formule secrète

La vie de Jung est un modèle du genre pour repérer comment rentrer en soi contacter les forces vives de sa personnalité, se mettre à leur écoute et capter les données d'un destin personnel dont la réalisation ne tient qu'à soi. Il a dû d'abord batailler pour conserver son quant-à-soi et faire le tri dans la masse des données du monde physique et psychique tentant de s'infiltrer. Afin de garder sa conscience claire, Jung refait les mêmes gestes que Cronos : il met à l'abri ce qu'il a de plus cher, se crée une enveloppe protectrice pour retenir, dans ce qui lui parvient, uniquement ce qui le regarde. Comme tout un chacun au début du chemin qui mène à soi, il doit se mettre au secret pour sauver sa peau et couver ses trésors.

S'offrir de l'espace[1]

Le doute de soi habite Jung dès l'enfance. Il a tellement peu la notion de lui-même qu'il se surprend, un jour, assis sur une pierre à se demander sérieusement : « Suis-je celui qui est assis sur la pierre, ou suis-je la pierre sur laquelle il est assis ? » Assis sur sa pierre, en proie au vertige de cette question, la limite entre lui et ce qui l'entoure est tellement floue que s'il n'y répond pas il risque de perdre pied et sa santé mentale. Pour conserver son aplomb et la conscience de soi, un geste lui vient, celui du sculpteur. Geste salvateur pour son identité mais aussi fondateur de sa marque de fabrique et de son œuvre. Sous cette impulsion créatrice, le contenu des arrière-plans psychiques se figure, une pratique de l'inconscient voit le jour, Jung est au début de son art. L'art de se saisir de soi comme matière première et de se produire pour offrir en partage le fruit de sa création. Un art proposé à toute personne désireuse de trouver le chemin de son mythe personnel et de marquer la vie du sceau de son identité.

Très jeune, la résistance psychique de Jung est attaquée de toutes parts. Pour sa sauvegarde, Jung enfant, comme Cronos autrefois, se saisit d'un couteau et taille dans la matière. Qu'il soit, dès quatre ans, le réceptacle de rêves impressionnants et de visions bouleversantes, en proie à des crises d'étouffement dues à l'atmosphère familiale oppressante ou aliéné par la fréquentation des enfants du village, Jung éprouve très tôt à quel point sa constitution psychique est perméable. Enfant éponge mais perspicace, il perçoit vite les risques de

---

1. Extrait de l'article « Être à ce que l'on fait », in *Cahiers jungiens de psychanalyse, L'Identité à l'œuvre*, décembre 2010, n° 132.

contamination encourus qu'ils viennent de l'environnement ou des profondeurs de son psychisme. Ces influences fragilisent son sentiment de sécurité, il a l'impression de ne plus s'appartenir ou d'être le jouet de forces obscures qui le dépassent.

Jung et son secret

« Ma division intérieure, mon insécurité dans le vaste monde me poussèrent alors à prendre une initiative incompréhensible à l'époque : j'utilisais un plumier jaune laqué avec une petite serrure comme en ont les élèves à l'école primaire. Il contenait entre autres une règle. À l'extrémité de cette règle, je sculptai un petit bonhomme d'environ six centimètres de long avec redingote, haut-de-forme, souliers reluisants. Je le teignis en noir avec de l'encre, le détachai de la règle en le sciant et le plaçai dans le plumier où je lui préparai un petit lit. Je lui fis aussi un petit manteau avec un lainage. Je plaçai près de lui le galet du Rhin, lisse, allongé, noirâtre que j'avais peint à l'aquarelle avec différentes couleurs de façon que la partie inférieure et la partie supérieure soient séparées [...]. Le tout constituait mon grand secret auquel, d'ailleurs, je ne comprenais rien[1]. »

Le vaste monde, qu'il soit psychique ou physique, n'est pas à la taille d'un enfant qui doit coûte que coûte le ramener à ses dimensions pour l'investir et se faire naître. Produire par le jeu, le dessin ou toute autre création, les fruits de son imagination, est une façon de ramener à soi son attention, faire œuvre personnelle, éliminer pendant ce temps la pression de l'environnement. Un canif, un plumier et un morceau de bois feront l'affaire. Jung pioche dans ses effets personnels les moyens de sa création, dégage au couteau le petit bonhomme du bois de la règle puis l'en détache : « *La taille*

---

1. *Ibid.*, p. 40 et 41.

est la technique la plus ingrate de la sculpture puisqu'elle n'autorise aucune erreur. Contrairement au modelage le sculpteur ne peut ajouter de matière à sa guise. À chaque fois qu'il donne un coup de ciseau dans la matière il prend une décision irréversible[1]. »

Le choix de la taille évidant la substance autour pour qu'apparaisse la forme caractérise Cronos, Jung, et une façon de se recentrer sur le fond. À l'écart, dans le secret, Jung travaille l'image du petit bonhomme issu des profondeurs. Tandis qu'il le figure, l'élément issu de l'inconscient trouve en lui son terrain d'élection. Tandis qu'il l'extrait de sa gangue, il le voit en face et le contient. La concentration du geste et de la pensée aimante et coagule à l'intérieur une énergie autrement éparpillée alentour. La consistance interne gagnée à ce retrait libère le conscient de l'emprise environnante, tandis que se forment autour un espace de respiration et un possible recul. Dans ces conditions, en prêtant la main à l'expression de l'inconscient, Jung la conserve. Il garde l'esprit clair pour un dialogue fructueux et gagne au couteau sa figurine. Cette petite sculpture, il l'apprendra beaucoup plus tard, est la réplique d'un petit dieu, Amavictu, qui signifie « souffle de vie ». Regarder de près, être à ce que l'on fait, se représenter les contours de l'image pour ne pas en dévier, tenir ferme le ciseau ou le couteau, inciser le bois et y repasser maintes fois… Jung oppose à sa consistance psychique d'enfant perméable, ce travail de précision.

Le petit bonhomme à redingote noire est le premier produit de cette explication inaugurale, de taille, avec l'inconscient. Il ouvre la

---

1. Recherche sur Google, article : « Les techniques de la sculpture ». Musée des Augustins, musée des Beaux-Arts de Toulouse.

voie et préfigure la manière d'aller chercher sa créativité à la source de l'inconscient, et de lui offrir un moyen d'expression.

Chacun porte en soi un Amavictu, souffle de vie, esprit de création, à dégager de ses propres profondeurs. Encore faut-il créer en soi les conditions pour l'accueillir en se mettant, pour un temps et dans une certaine mesure, à l'écart du passage. Et en fermant les portes.

Définir son espace privé

Rose-Maé vit dans un courant d'air permanent. Au propre comme au figuré, elle ne ferme aucune porte. Véritable moulin à paroles, elle ne conserve rien pour elle. Rose-Maé livre à son entourage ce qui lui vient à l'esprit, garde son téléphone branché pour être joignable à tout moment, et ne décide de rien à l'avance pour rester ouverte à toute éventualité. Elle n'a pas d'espace à elle, ses enfants viennent la relancer jusque dans sa salle de bains où elle fait sa toilette. Quant à sa chambre, c'est un vrai défilé. Il faut dire qu'elle y a laissé s'installer l'ordinateur familial, dans lequel elle a beaucoup de mal à retrouver ses propres documents. Depuis quelque temps, elle se sent oppressée et du coup angoissée, c'est pourquoi elle vient consulter.

Quand les conditions du « cadre » de travail sont posées, Rose-Maé a un choc. Cela va à l'encontre de ses valeurs et de sa manière de vivre : couper son portable (sans le mettre sur vibreur) le temps de la séance, ne pas divulguer à l'extérieur le contenu de sa thérapie, s'engager dans des séances, toujours le même jour, à la même heure sans possibilité de changer, ni de s'absenter... Elle n'en a vraiment pas l'habitude !

Pourtant, ce cadre rigoureusement fermé sert à contenir toute forme d'échappement et à découper, dans les énergies mélangées avec l'extérieur, un espace privé pour se greffer à soi. En acceptant d'y entrer, une fois par semaine, Rose-Maé laisse à la porte tout ce qui n'est pas elle pour naître à ses propres yeux, apprendre ce qu'elle veut, au fond. La première taille imposée par le cadre sera suivie par d'autres qui viendront d'elle-même : débrancher son téléphone la nuit, mettre l'ordinateur dans le salon, nettoyer son disque dur et en verrouiller l'accès. Elle fait le ménage autour d'elle, du coup elle respire déjà mieux.

Contenir ses démons sans se laisser envahir

Le cadre thérapeutique offre, comme le ventre de Cronos, le plumier de Jung, le jeu de l'enfant ou le dessin de sa prémaison, un lieu de création et recréation à l'abri des sollicitations extérieures à soi. Le cadre est strict, sans dérogation possible, pour en faire un contenant au sein duquel on fait de soi une priorité. À cette condition, dans le réceptacle ainsi constitué, les messages qui viennent de l'inconscient peuvent se faire entendre, se travailler et contribuer à son accomplissement.

Seulement s'il faut couper, pendant ce temps, la communication avec l'extérieur, il faut aussi se tenir à distance des produits de l'inconscient et s'en distinguer, au risque sinon du délire ou de la mégalomanie. De même que Cronos contient ses enfants dans son estomac à triple paroi, Jung confine son petit dieu dans un endroit à part auquel personne n'a accès, sauf lui, de temps en temps.

Il n'est nullement question de se couper de l'extérieur pour se laisser absorber par un monde imaginaire mais de mettre en sourdine le bruit ambiant pour prêter attention à ce qui vit au fond.

Se mettre au secret...

Pour finir le travail, Jung libère à la scie le petit bonhomme de la règle et l'enferme dans le plumier puis dans la charpente de son grenier. La taille, la coupe et la mise au secret le tirent d'affaire face à la contamination menaçant des deux côtés. En sculptant, puis en enfermant sa figurine à double tour, il s'extrait de l'influence de l'entourage et se protège de l'inconscient à qui certes il donne un moyen d'expression mais dont il se sépare aussitôt. Ainsi bordé des deux côtés, il ne se confond ni avec l'environnement, ni avec les émanations de l'inconscient. Il s'appartient et garde la conscience claire. Une communication peut alors s'établir avec la figurine qu'il va voir régulièrement, déposant auprès d'elle de petits messages écrits. En lui écrivant, il entre en relation avec le premier personnage de son théâtre intérieur.

Désormais possesseur d'un secret qui ne le possède plus, le sentiment de désunion disparaît : l'enfant trouve son aplomb. Ce commerce avec son petit bonhomme dure quelque temps, puis il l'oublie pour ne s'en souvenir que bien plus tard. Le moment venu.

De cette expérience qu'il considère comme l'événement majeur de son enfance, Jung a conservé le sens du secret. À maintes reprises il recommande, pour lutter contre la tendance à se diluer dans l'identité originelle, d'avoir un secret, de le mettre en forme et de le garder le temps de laisser venir à la surface ce qui est sécrété au fond : « *Pour protéger l'individu contre le risque de se confondre avec les autres, il n'est de meilleur moyen que la possession d'un secret qu'il veut ou faut garder*[1]. »

---

1. C. G. Jung, *Ma vie, op. cit.*, p. 388.

Distinction, séparation et choix opèrent dans l'isolement, pour que, de cet échange qui ne regarde que soi[1], émerge un produit rare. Par la suite, dans sa vie, chaque fois que Jung sent la nécessité de se consacrer à son œuvre, il évide autour et se sépare : il prend ses distances avec son père qui n'apporte pas de réponses satisfaisantes à ses interrogations, se démarque des voies habituelles de la médecine en choisissant la psychiatrie ou ses sources de réflexion dans l'alchimie, rompt avec Freud quand il n'y trouve plus son compte, démissionne de sa chaire de professeur de psychiatrie à Zürich et s'isole (sauf de sa famille et de ses patients) pour mieux se consacrer au travail des images de l'inconscient. Et surtout il garde longtemps secret ses découvertes et ses écrits[2], attendant pour les produire que le moment soit venu.

> **Pour ne pas perdre le fil**
>
> Rose-Léa[3], qui cherche à se constituer un estomac, évoque un rêve dans lequel elle regarde attentivement ses mains. Celles-ci manipulent quelque chose avec un sentiment de tranquillité inhabituel. À partir de ce ressenti, elle se revoit petite avec son tricotin, tout à la joie de passer la laine autour des quatre clous et de voir la natte qui en sortait pour, ensuite, cousue en spirale, en faire des ronds de couleurs dont elle ornait sa chambre.

---

1. *Secretus* signifie retraite et solitude mais aussi, paroles et pensées secrètes.
2. *Le Livre rouge*, contenant le détail et le dessin de sa confrontation avec les figures de l'inconscient, n'est paru qu'en 2009. C. G. Jung, *The Red Book, Liber novus*. Édité par S. Shamdasani, Philemon, 2009.
3. Que nous avons déjà rencontrée (p. 58).

Le souvenir de cette activité d'autrefois lui donne envie de se mettre au crochet. Désormais on peut la voir, dès qu'elle a un moment, penchée sur son ouvrage, concentrée sur ce minuscule instrument qui crochète les mailles et ne perd pas le fil. Dans ce petit périmètre d'attention, elle se reconstitue. La précision du geste et sa répétition, l'acuité du regard qui ne dévie pas de la tâche, la rassemblent tout entière dans l'espace réduit où passer le crochet. La concentration extrême tient le reste à distance. Dans ce cercle protecteur, Rose-Léa se retire en paix et suit la trame de ses pensées dont on ne saura rien. Elle les conserve par-devers elle pour en trouver l'écho dans le silence des profondeurs. Elle se couve. En revanche, elle expose volontiers les produits de son art. Outre les petits objets au crochet qui sortent de ses mains, elle apprend à trouver sa parole en petit comité, en choisissant pour commencer un environnement familier sur des sujets qu'elle connaît bien.

Le souvenir du tricotin indiquait à Rose-Léa là où l'ouvrage de constitution de soi s'était arrêté pour cause d'explosions paternelles et là où il fallait reprendre le jeu créatif. L'activité ludique est la première enceinte où l'enfant se construit en tant que tel. « *On se construit à partir de ses propres productions*[1] », cela commence dès l'enfance. Faute de quoi, on n'est que le produit de l'autre, sans avoir sa part à soi. Comme l'autre n'a pas de bornes, on est vite perdu. Comme l'autre ce n'est pas soi, on en perd le goût. Ce retour à l'enfance, au goût et aux jeux que l'on y développe, ouvre l'accès à son fond. Jung ne s'y trompera pas et y reviendra à la quarantaine pour ouvrir la dernière porte d'accès à son mythe.

---

1. J. P. Klein, *L'Art-thérapie : de l'inconnu à soi vers l'inconnu de soi que l'on crée*, in *Cahiers jungiens de psychanalyse*, juin 2012, n° 135, p. 92.

Personne ne fait exception à la règle : connaître le secret de sa composition passe un jour ou l'autre par la voie de l'enfant. Sa fraîcheur d'âme incite à faire à son idée et à suivre son goût. Il est toujours vivant au fond de soi, prêt à se livrer dans toute sa pureté, à redonner son goût à l'existence. Il est l'eau-de-vie qui attend que l'on vienne la tirer de son fond.

Faire à son goût

Le goût est essentiel à la production de ce que l'on a de plus cher, de ce que l'on a de plus pur. Il donne accès à ce que l'on aime au fond, ce que l'on est au fond. Si on le perd, incertain et flottant sur soi-même, on ne sait que choisir et l'on s'abandonne au gré des autres, au flot de la vie. À l'origine de cette perte et en tirant le fil, on trouve souvent un enfant qui n'a pas eu le droit d'être et de faire à son goût. Si pour une part la personnalité doit s'adapter à son environnement, une autre part, fondamentalement originale, doit être protégée et longuement mûrie avant de s'offrir en partage. Cette part, pour exprimer tout son suc, doit rester enracinée à sa condition première, fidèle à elle-même et à son fond. Cronos le savait bien et Jung à sa suite aussi : il existe en chacun une part irréductible qu'il lui appartient d'entourer de tous ses soins pour qu'elle produise ses fruits.

Produit rare, eau-de-vie subtile ou œuvre originale, la maturation se fait souvent dans le plus grand secret, en prenant tout son temps. On n'a pas trop de toute une vie pour s'y consacrer… Voire plusieurs générations.

Gardiens du goût

Yann F. est maître de chai d'une grande marque de cognac. De père en fils, depuis sept générations, se transmet une tradition de goût pour sélectionner les eaux-de-vie qui font la réputation de la maison. Voici quelques extraits d'une interview[1] donnée dans la pièce où, chaque semaine, se fait la dégustation des eaux-de-vie :

« Ce lieu où nous sommes est une référence de la maison à laquelle nous appartenons. Vous voyez mon arrière-grand-père dans le médaillon, ici un tableau de mon grand-père, et dans les flacons nos échantillons qui sont la vie de la société dans les derniers mois et la dernière année. Ce lieu a une symbolique très forte, toutes les décisions concernant la qualité du cognac sont prises dans ce bureau. Le vrai lieu et le seul lieu de travail de la dégustation tous les matins de onze heures quinze à douze heures quarante-cinq[2] [...].

Le lieu compte beaucoup pour le goût qui est le nôtre, pour l'analyse extrêmement fine des caractéristiques d'un cognac. Si l'on veut aller dans la très grande finesse il est important d'être toujours dans les mêmes conditions. Si vous sortez un homme de ces conditions vous allez lui faire perdre une partie non négligeable de son potentiel. Hors de son cadre, de son équipe, de son univers, il va moins bien déguster. Ce sont nos convictions. On ne déguste jamais aussi bien que quand on est dans ce lieu parce que l'on est dans un univers qui est parfaitement verrouillé, habituel, avec des personnes que l'on connaît, dans un cadre que l'on connaît [...].

Le goût subtil ne se révèle que de cette façon : le même lieu avec les mêmes personnes dans les mêmes conditions et si l'on change un des éléments, cela ne marche pas. Vous mettez une personne tierce dans la pièce qui va vous interroger sur votre façon de percevoir les choses, alors on va moins bien déguster [...]. Oui, cela fait partie de la stabilité ; ce sont des rituels.

•••/

---

1. Interview réalisée en collaboration avec C. Bachelard pour l'article : « La quintessence : propos entrecroisés », in *Cahiers jungiens de psychanalyse, Senteurs et saveurs*, juin 2007, n° 122.

2. À chaque réunion une cinquantaine d'échantillons de cognac sont goûtés les uns à la suite des autres.

\•••

L'ultime perception passe par une codification forte. Si vous voulez avoir une perception ultime, cela passe par un rituel qui optimise les conditions. […] Cette disposition (chacun à la même place) assure une convergence pour que le goût soit transmis totalement et sans compromis. On transmet la pureté, les fondamentaux. Il ne s'agit pas d'une évolution, il n'est pas question que les fondamentaux évoluent car ce serait la manipulation des hommes par rapport à la grande référence et je suis un peu le gardien de la grande référence. Ce sont nos valeurs fondamentales, elles sont gravées dans le marbre et nous sommes les gardiens des fondamentaux. »

Les hommes de goût travaillent dans le secret, à l'intérieur d'un cercle étanche et parfaitement stable, à l'image des tonneaux où reposent les eaux-de-vie, certaines pendant plus de cent ans. Dans ce cadre, l'attention est à son maximum pour se centrer sur son goût et sélectionner les eaux dont l'assemblage donnera ce cognac « élégant » selon les termes utilisés par le maître de chai, une élégance qui lui procure une grande émotion. Étymologiquement, *elegantia* signifie le goût, la délicatesse, la distinction et la correction et relève d'un art, celui du choix. Le goût et la délicatesse apprécient ce qui est agréable aux sens, la distinction évite la confusion, la correction rappelle à la justesse et à la mesure. Qu'il s'agisse de travailler à l'assemblage des fondamentaux d'une eau-de-vie ou d'une personnalité en devenir, l'élégance est de rigueur. On y parvient en développant un goût délicat de soi, qui permet d'en extraire une essence qui n'appartient qu'à soi, puis de distinguer, dans la multiplicité de ce qui se présente, ce qui va bien.

Les premiers gestes de Cronos, l'art du secret de Jung, les jeux et les dessins d'enfant, les conditions de dégustation d'une eau-de-vie ont révélé la nécessité d'avoir quelque part un endroit à soi, chambre ou coquille, où l'on se tient et s'appartient indépendamment du reste. Dans cet endroit à part s'assemblent les fondamentaux de cette *elegantia* chère aux hommes de goût. Doté de cette élégance qui fait la différence, il est possible d'aller dans le monde et d'y tenir sa place sans risque de confusion. Tant que la faculté de choix en fonction de soi n'est pas suffisamment ancrée, le moment n'est pas venu de sortir à l'extérieur. Reste, encore, à habiter sa coquille.

En suivant les pas et la destinée de la fille aînée de Cronos, Hestia, nous allons découvrir la façon d'assembler en soi les fondamentaux de notre personnalité. Cette intendante hors pair des biens de la maison nous conduira à l'intérieur des pièces les plus retirées de notre psychisme dont elle seule possède les clés.

Deuxième partie

Habiter sa coquille

« L'amour de soi naît dans un cœur enfantin. C'est un amour qui coule de source. Il va de l'enfance jusqu'à Dieu. Il va de l'enfance qui est la source, à Dieu qui est l'océan. Quant à la douceur de vivre, elle est inchangée avec les siècles. Elle est faite du calme d'un entretien, du repos d'un corps, d'une couleur d'un mois d'août. Elle est faite du pressentiment que l'on vivra toujours, dans l'instant même où l'on vit. L'amour de soi est le premier tressaillement du Dieu dans la jubilation d'un cœur. La douceur de vivre est l'avancée d'une vie éternelle dans la vie d'aujourd'hui. »

C. Bobin, *Le Très-Bas*

Découvrir notre pluralité en explorant nos facettes

On n'est pas maître chez soi tant que l'on n'a pas appris à regarder les différentes facettes de sa personnalité d'un même œil et à voir clairement dans leur jeu sans s'y laisser prendre, au risque sinon d'en être le pantin. Cette objectivité ne va pas de soi, on l'acquiert en se faisant, comme Jung, le théâtre et le spectateur de leur représentation, en les personnifiant. La nécessité de personnifier les complexes s'est imposée à lui dès son plus jeune âge, d'abord pour ne pas être emporté par certains d'entre eux, plus tard pour pénétrer, grâce à ces échanges, le sens de sa contribution personnelle au monde.

Quand surgit le conflit intérieur

Face à nos sentiments contradictoires, il ne convient pas de s'étonner mais plutôt d'interroger les forces à l'œuvre dans notre personnalité, pour comprendre leur raison d'être et chercher un terrain d'entente. Une fois travaillées ensemble, ces contradictions deviennent source de richesse et de diversité dans notre façon d'envisager les choses. L'intéressante complexité de la nature humaine réside bien là : à chacun d'y pénétrer pour l'harmoniser.

Qui es-tu donc toi ?

Alors qu'il n'est qu'un collégien d'une douzaine d'années, le jeune Jung se sent investi d'une importance et d'une autorité d'un autre âge. Un jour qu'il est sermonné par un ami de ses parents pour une imprudence qu'il a commise, une partie de lui reconnaît son erreur et la justesse de la réprimande, tandis qu'une autre se sent furieuse d'avoir été traitée de la sorte, elle devant laquelle tout le monde devrait s'incliner tellement elle est considérable ! Devant cette réaction aberrante, Jung se questionne :

« Le contraste avec la réalité était tellement grotesque que ma fureur tomba d'un coup et en moi se posa la question : "Qui es-tu donc toi ? Tu réagis comme si tu étais Dieu sait qui ! Et pourtant tu sais parfaitement que l'autre[1] a eu raison ! Tu as à peine douze ans, tu es un collégien, tandis que lui est père de famille et de plus c'est un homme puissant et riche, il possède deux maisons et plusieurs magnifiques chevaux." »

« Qui es-tu donc toi ? » En posant la question, Jung se désolidarise de la partie qui s'est emportée et la considère comme « autre ». L'image d'un vieil homme à côté du collégien qu'il est se présente en réponse.

------

1. L'ami de ses parents.

*« Alors, dans un grand trouble, il me vint à l'esprit qu'en réalité deux per-
sonnages différents étaient en moi. L'un, un collégien qui ne comprenait rien
aux mathématiques et n'était même pas sûr de lui ; l'autre, un homme
important de grande autorité, avec qui l'on ne plaisantait pas, plus puissant
et plus influent que ce fabricant, vieil homme qui vivait au XVIIIe siècle, portait
souliers à boucles, perruque blanche, et se déplaçait dans une calèche à grandes
roues arrière concaves, entre lesquelles le siège du cocher était suspendu par
des ressorts et des lanières de cuir[1]. »*

Lequel des deux est à l'œuvre ?

Jung comprend qu'il a affaire à deux personnages totalement opposés : le collégien qu'il appelle sa personnalité numéro un et le vieil
homme, sa personnalité numéro deux, chacun vivant à une époque
différente. Le premier est le fils de ses parents, collégien moyenne-
ment doué, certes inséré dans la réalité mais avec une vue bornée des
choses. Le second est un « Archivieux » éternel et intemporel, un
Autre en lui qui le relie à l'Univers et à l'essence divine des choses.

Un conflit naît entre ces deux aspects antinomiques, la personnalité
numéro deux prend d'abord l'avantage. Jung se laisse absorber par
la sphère du « vieil homme[2] » et fasciner par ce que lui montrent
« les yeux de l'arrière-plan » et le sentiment d'infini que cela procure. Enfermé dans la bibliothèque de son père, il s'absorbe dans
des lectures et des considérations métaphysiques d'un autre âge,

---

1. C. G. Jung, *Ma vie, op. cit.*, p. 53-54.
2. *Ibid.*, p. 89.

s'enfonce dans de profondes rêveries peuplées de visions d'un autre monde. Plus cela va, plus il se sent en décalage avec son entourage et les garçons de son âge qui le nomment « Patriarche Abraham ». L'isolement et la dépression le guettent, sa santé est chancelante, le moi conscient perd du terrain face à l'emprise de l'inconscient. S'il ne réagit pas, il risque d'être submergé par ce personnage en relation avec l'inconscient qui cherche à l'entraîner vers le grandiose et ce au détriment de son insertion dans la réalité. Il ne doit pas se laisser faire par l'Archivieux et en devenir la marionnette, mais marquer sa différence et reprendre la main.

Même si pour l'instant l'issue de la lutte est encore incertaine, Jung y voit clair et comprend à qui il a affaire. Le premier pas pour redevenir maître chez soi, interroger ses mouvements d'humeur pour ne pas en être la proie et sortir d'un leurre.

Interroger ses mouvements d'humeur pour sortir de la mystification

En reconnaissant à l'intérieur qui est qui et qui fait quoi, on ne se trompe plus de sujet, on voit qui est aux manettes. Il s'agit, comme Jung l'a fait avec l'Archivieux, de partir de nos mouvements d'humeur, de se demander qui est là et qui parle et de laisser venir l'image du personnage qui en est le porteur[1].

---

1. Cette technique est aujourd'hui développée de plusieurs façons selon les écoles : dialogue intérieur, EMDR, thérapie des états du moi, système familial interne, etc.

De la figure castratrice à la proue protectrice

Rose-Agathe, dotée d'un caractère naturellement jovial et expansif, s'est sentie un après-midi envahie par une humeur qualifiée de grise, qu'elle juge étrange, voire étrangère et voit s'installer d'un mauvais œil. En séance, elle laisse venir l'image qui va avec. Un homme imposant, vu de dos, vêtu d'un long manteau en gabardine de laine, gris bleu, ajusté, ceinturé à la taille, avec un col relevé gansé de noir, se dessine. De cet uniforme aux contours précis, rien ne dépasse ni n'attire le regard. Elle le traite immédiatement de nazi incapable de fantaisie et le trouve « castrateur ».

Ce jugement à l'emporte-pièce n'émane pas du personnage lui-même mais d'une appréciation portée sur lui par ce que Rose-Agathe pense être elle-même. Or, pour rencontrer en vérité les figures de nos complexes, il faut entendre leur point de vue et surtout ne pas partir de l'idée que l'on s'en fait.

Invitée à se mettre à l'écoute de son personnage, Rose-Agathe entend ce dernier lui faire un certain nombre de recommandations : « Reste à ta place, un pas en arrière, n'attire pas l'attention sur toi, fais ce que tu veux à l'intérieur mais que rien ne sorte. » À l'entendre, son sentiment change vis-à-vis de lui. Au lieu de le sentir comme au départ castrateur, elle le sent protecteur. Pour pénétrer dans l'univers de ce personnage, son thérapeute lui propose, selon la méthode de travail des rêves de R. Bosnak[1], d'entrer par mimétisme dans la peau du personnage en ressentant sa posture dans son propre corps ou en se focalisant sur un détail qui retient son attention. Ce faisant, Rose-Agathe s'absorbe dans la texture du manteau gris et ce col

---

1. R. Bosnak, *Embodiment, Creative Imagination in Medecine, Art ant Travel*, Routledge, 2008.

haut relevé gansé de noir et se glisse à l'intérieur de ce manteau au tissu serré qui ne laisse rien passer ; elle s'aperçoit que, dans le manteau gris, il fait chaud et qu'il y a un bon maintien. Son propriétaire est bien bordé dans ce manteau ajusté dont les lignes nettes et précises sont à son image, « tranché et décidé, fait pour le commandement », dit-elle. De l'intérieur, elle perçoit son goût pour la solitude, sa capacité à décider de son propre chef, sa densité physique et sa concentration d'esprit. Avec lui, c'est une chose à la fois, une place pour chaque chose et chaque chose à sa place. À ce contact, Rose-Agathe éprouve un « contentement » étrange. « Surtout, dit-elle, ce col gansé, haut relevé, quelle simplicité, quelle pureté ! »

Le changement de point de vue tient à ce qu'elle a mis de côté ses préjugés, qui avaient immédiatement donné de la voix en trouvant l'homme en uniforme castrateur, le traitant de nazi, pour le rencontrer tel qu'en lui-même. Rose-Agathe avait pris cette voix pour sienne alors qu'elle appartenait à un autre personnage, diamétralement opposé au premier, en quelque sorte son ennemi juré. Pour libérer Rose-Agathe de son leurre et qu'elle puisse distinguer, la conscience rendue claire, les différents protagonistes en présence, il a été nécessaire d'inviter le porteur des préjugés à se montrer.

Prise d'otage

Un drôle de bonhomme avec une grosse tête, monté sur des pieds et une sorte de corps capable de se déformer dans tous les sens, traverse la scène en courant après un papillon multicolore virevoltant de-ci, de-là. Il se présente : saltimbanque, empêcheur de tourner en rond, amateur de chemins de traverse, et de tout ce qui peut empêcher les choses de se boucler. Ce Till l'Espiègle, la fantaisie née, l'imagination sur pied, feu d'artifice d'idées, constamment ouvert à mille et une possibilités, reconnaît volontiers que l'homme au grand manteau gris est tout ce qu'il déteste ; pour lui c'est un rabat-joie et un bonnet de nuit, rigide et pétrifié, enfermé dans sa bulle et borné, incapable de subtilité et de légèreté.

Rose-Agathe reconnaît sans peine cette facette d'elle-même avec laquelle elle a partie liée depuis l'enfance et dont elle a tellement l'habitude qu'elle s'y est identifiée. Confondue avec son saltimbanque, elle en subissait, sans le savoir, l'influence constante. Secrètement prise en otage, elle ne voyait plus qu'à travers lui et rejetait en bloc ce qui lui était opposé et dès lors considéré comme nuisible, voire dangereux.

Le jour où l'on peut voir « en chair et en os » tout ce petit monde intérieur, la mystification s'arrête et rend possible le déploiement de la personnalité dans son entier. À la suite de ces deux apparitions sur la scène de son théâtre intérieur, Rose-Agathe a désormais des éléments plus objectifs pour retrouver son libre arbitre. De façon plus générale, elle prend l'habitude lorsqu'elle ressent un mouvement d'humeur ou s'entend porter un jugement à l'emporte-pièce, de ne pas le prendre pour argent comptant. Elle se pose la question de savoir qui, en elle, est en train de se manifester et l'invite à sortir des coulisses, à venir sur le devant de la scène pour le considérer d'un peu plus près.

La personnification des complexes, selon l'expression de Jung, libère de leur mainmise et rend le conscient à sa nature objective, neutre et compréhensive et dès lors à sa fonction de tenir ensemble tous les aspects de la personnalité sans exception.

Les facettes de notre psychisme transparaissent constamment et imprègnent tout jusque dans les plus petits détails de la vie.

Le jour où Rose-Agathe parle de l'homme en uniforme en séance, elle a aux pieds de fins escarpins vernis bicolores, gris gansé de noir, d'un style diamétralement opposé à ses chaussures habituelles. En se levant à la fin de la séance elle regarde ses pieds et remarque : « Tiens, les chaussures que je me suis achetées l'autre jour sont elles aussi, grises gansées de noir… Ma fille n'en est pas revenue, elle m'a demandé si je les avais achetées toute seule. C'est vrai que cela change. » L'homme au grand manteau gris était entré dans sa vie et avait commencé subrepticement à mettre son empreinte. Elle venait de s'en apercevoir.

Quand une humeur nous saisit, il convient de nous demander « Qui es-tu donc toi ? » et d'essayer de nous figurer qui passe par là. On aura des surprises, la surprise d'entrer en contact avec notre diversité et de trouver à chacun sa place, comme un puzzle vivant ou un jeu de cubes à quatre faces.

Reconnaître sa diversité

Nous avons laissé le jeune Jung se faisant peu à peu absorber dans la sphère de l'Archivieux. Même s'il avait reconnu à qui il avait affaire, il vacillait devant cette puissante figure de l'inconscient. Heureusement à la fin de ses années de collège, son intérêt pour la philosophie, les sciences naturelles, le choix de son orientation professionnelle, lui font reprendre pied dans la réalité tandis que se dessine la volonté de vouloir agir sur sa vie. Cependant le rapport de force entre ses personnalités numéro un et numéro deux ne s'inverse vraiment qu'à la suite d'un rêve où il comprend qu'il doit protéger la faible lumière de sa conscience et avancer sans se retourner ni se laisser happer par les forces obscures de l'arrière-plan.

« C'était la nuit, à un endroit inconnu ; je n'avançais qu'avec peine contre un vent puissant soufflant en tempête. En outre il régnait un épais brouillard. Je tenais et protégeais de mes deux mains une petite lumière qui menaçait à tout instant de s'éteindre. Or il fallait à tout prix que je maintienne cette petite flamme : tout en dépendait. Soudain j'eus le sentiment d'être suivi ; je regardais en arrière et perçus une gigantesque forme noire qui avançait derrière moi. Mais au même moment, j'avais conscience que malgré ma terreur sans me soucier de tous les dangers, je devais sauver ma petite flamme à travers nuit et tempête [...] Ce rêve fut pour moi une grande illumination : je savais maintenant que mon n° 1 était celui qui portait la lumière et que le n° 2 le suivait comme une ombre[1]. »

Fort de cette révélation mais aussi de toutes les réflexions qu'il avait menées sur ces deux aspects de lui-même, il remet à leur juste place les deux parties en conflit.

Je suis cela aussi

En prenant ses distances, momentanément, avec son numéro deux, il se rapproche de sa partie numéro un qu'il reconnaît, pour le moment, être la seule capable d'œuvrer dans le monde réel et de protéger la petite flamme de sa conscience des forces de l'inconscient. Il décide de s'investir sérieusement dans ses études et de se tourner résolument vers la vie extérieure pour s'y insérer et gagner sa vie. Ce

---

1. C. G. Jung, *Ma vie, op. cit.*, p. 110.

faisant, il attribue un territoire à chacun : le numéro un fait partie de l'avant-plan de sa vie psychique, tandis que le numéro deux vivra à l'arrière-plan une existence que Jung ne renie pas et dont il connaît la réalité et la valeur : « Je suis celui-là aussi », dira-t-il en parlant de sa personnalité numéro deux. Jung ne rouvrira le rideau sur les personnages de l'arrière-plan qu'à l'âge de quarante ans, après sa rupture avec Freud quand, pour trouver sa voie personnelle, la voie de son mythe, il reprendra son questionnement sous une autre forme : « Quel est ton mythe à toi ? » Ce faisant il parviendra à percer le mystère de ce qui l'anime au fond.

En affirmant « Je suis cela aussi » Jung reconnaît la multiplicité de l'âme et la nécessité pour chacun de reconnaître et de faire vivre ensemble les différentes facettes de la personnalité aussi divergentes que peuvent l'être un collégien borné et un Archivieux omniscient.

Pour chacun d'entre nous vient un moment où il est question de se faire le théâtre des forces qui nous composent et de les contenir dans ce huis clos pour les obliger à jouer ensemble chacun à sa place et dans son rôle. Jung ouvre la voie en se confrontant, à l'adolescence, avec une de ces grandes figures archétypiques intemporelles dont nous sommes tous porteurs, sans le savoir, et qui s'indignent chaque fois que, d'une façon ou d'une autre, leurs principes sont contrariés. Véritables raz-de-marée, elles court-circuitent la raison et la mesure[1] du moi conscient pour faire valoir leurs prérogatives. Alors « hors de soi », on devient temporairement la proie de ces

____

1. Représentée dans la mythologie grecque par la déesse Athéna.

grands personnages dont la colère n'a d'égale que celle des Furies. Contrariés dans leur volonté d'application, indignés de ne pas avoir été respectés, ils entraînent dans un maelström émotionnel qui laisse pantois. Au lieu de fuir ces mouvements d'humeur qui font peur car certains se manifestent avec toute la puissance de l'inconscient, il vaut mieux se retourner, aller à leur rencontre en se concentrant sur l'émotion qui accompagne leur venue, laisser venir l'image du personnage et entamer le dialogue.

Calmer les Furies...

Dans la Grèce antique, les Furies étaient chargées de poursuivre toute personne convaincue de sacrilège et aucun des dieux ne pouvait s'interposer entre elles et l'objet de leur vengeance. Une seule fois, Athéna réussit à les calmer et ainsi à sauver Oreste, coupable du meurtre de sa mère, leur promettant de les honorer à l'instar des autres dieux en leur dressant un autel, elles qui jusqu'à présent n'en avaient pas[1].

Contempler les effigies des dieux permet au simple mortel d'entrer en relation avec son panthéon intérieur pour en comprendre l'organisation tout en conservant sa raison. En donnant l'occasion aux forces qui nous habitent de se figurer et en engageant un dialogue avec elles, Jung a trouvé la manière de leur dresser des autels et de s'adresser à elles pour connaître leur raison d'être et leur rôle nécessaire.

----

1. Pour en savoir plus sur cette histoire de Furies, lire : J. Hillman, *Le Polythéisme de l'âme*, Mercure de France, 1982, p. 96-101.

La colère : une information à prendre en compte

Rien qu'à évoquer l'incident, Rose-Line sent monter en elle la même exaspération que la semaine dernière quand, son fils ayant égaré ses lunettes de plongée, elle a immédiatement remué ciel et terre pour les retrouver. En racontant l'histoire, une partie d'elle fulmine encore pendant qu'une autre s'étonne qu'un si petit incident la mette dans cet état, d'autant que quelques jours plus tard, alors qu'on ne les cherchait plus, les lunettes ont été retrouvées.

Rose-Line se concentre sur son exaspération et voit apparaître un personnage longiligne sur fond d'horizon et d'étendues d'eau, surfaces plates et rectilignes s'étalant à perte de vue. Il se tient droit comme un I, il est vêtu d'un tissu fluide dont le tombé impeccable donne au corps un aspect de fuseau, et fixe son regard au loin. Il explique qu'il est comme cette étendue d'eau calme et vaste, les formes géométriques dont il est entouré sont à son image, sans surprise, comme une base sur laquelle on est bien établi. Dans cet univers réglé, chaque chose doit être à sa place pour qu'il n'y ait pas de perturbation. Il regarde au loin pour veiller au dégagement d'un grand espace tranquille, continu, permanent. Les lunettes, un bol cassé, une tache sur un habit : ce sont des grains de sable dans ses rouages, cela vient contrarier sa fonction, cela lui est insupportable. Alors, il met à Rose-Line une pression d'enfer pour ôter au plus vite ce grain de sable, de manière à retrouver son équilibre. Il ajoute : « Je suis là pour dégager le terrain et équilibrer le trop-plein dû à l'agitation de Rose-Line. »

D'un coup s'éclairent la raison d'être de ce personnage, sa fonction d'équilibrage et le mécanisme à l'origine de l'énervement qui s'est emparé d'elle. Cette compréhension ouvre des horizons à Rose-Line, elle fait un parallèle avec la frénésie de rangement de sa cuisine qui s'empare d'elle à la fin d'une journée déjà ultra-bourrée. Le personnage rectiligne, interrogé sur ce comportement, répond qu'il faut bien faire place nette quelque part pour compenser l'encombrement de la journée, mettre de l'ordre pour réparer l'atomisation de soi en mille et une activités. Rose-Line réalise qu'un autre personnage du type d'Arlequin (un cousin du Till l'Espiègle de Rose-Agathe, monnaie courante par les temps qui courent) déclenche l'action du Rectiligne. La frénésie du rangement de l'un est à la mesure de la dissipation de l'autre. Si l'Arlequin se calme, l'autre ne s'alarme ni ne s'arme. Comme souvent dans ce type de conflit, deux forces opposées sont à l'œuvre et chacun doit y mettre du sien. Il en va de leur intérêt mutuel de s'envisager l'un l'autre, au lieu de s'ignorer et de tirer Rose-Line à hue et à dia. Il en va de l'intérêt de Rose-Line d'y mettre bon ordre et de reprendre la main en voyant clair dans le jeu de chacun.

Ce dialogue avec les complexes personnifiés a pour premier objectif de prendre contact avec ces Autres en soi sans se confondre avec eux et d'avoir en face de soi à qui parler et s'expliquer. En prenant figure humaine, la force psychique, enfin vue et prise en compte, ne s'abat plus avec la même nécessité aveugle de la Furie. La discussion qui s'instaure coupe l'automatisme du circuit, lequel, ainsi dévié, prend peu à peu la voie du compromis.

… Et négocier avec elles

Aussi, à ce point de la discussion, le Rectiligne se rend compte que son énervement face aux lunettes perdues déclenche l'Arlequin qui réagit sur-le-champ pour les retrouver ou les racheter, alors que s'il restait dans sa fonction première de regarder au loin, cela ne se passerait pas de la sorte. En sonnant l'alarme, il joue contre son propre camp.

97

> Pire, il déroge à sa fonction. S'il s'en tient à son rôle, l'Arlequin reste dans sa boîte le laps de temps nécessaire à la réapparition des lunettes, comme ce fut le cas.

La bonne gestion des parties de soi évite souvent des dépenses d'énergie inconsidérées. Rendue consciente du sketch qui se joue sur la scène de son théâtre intérieur, Rose-Line est davantage en mesure de se comporter en intendante avisée et économe de son énergie et de son niveau d'activité. Après cet échange, quand elle sent la frénésie ou l'énervement approcher, elle sait d'où cela vient. Au lieu de se laisser emporter, elle convoque, en images, à la table de négociation l'Arlequin et le Rectiligne pour entamer une discussion et voir comment régler le problème. D'ailleurs, rien que de les voir entrer dans la pièce pour s'asseoir, d'entrée de jeu elle sourit et se calme.

Selon Jung, ce « jeu alterné » de différentes parts en soi, loin d'être une dissociation de la personnalité au sens pathologique du terme, est notre lot commun, et l'on peut, sous réserve que chacun reste dans son registre, « laisser libre cours à ce qui veut venir à soi de l'intérieur[1] ». À son poste d'observateur et d'interlocuteur, on a la possibilité d'accueillir ses complexes personnifiés, d'entrer dans leurs rouages, de comprendre leur utilité, de trouver avec eux un terrain d'entente et une application plus ajustée à leur fonction. Réfléchis, les complexes quittent une voie d'expression aveugle et automatique. Intégrés consciemment, ils ne sont plus des étrangers

---

1. *Ibid.*, p. 66.

qui tirent la couverture chacun de leur côté, mais des familiers qui, grâce au travail de navette que l'on peut faire avec eux, finiront par s'allier et se rendre compte qu'ils cohabitent sous le même toit. Représenter, nommer, distinguer les personnages issus des complexes ou des archétypes[1] est le moyen de les réunir sans les exclure. Ainsi se vivent la pluralité de l'âme et la conscience d'être unique, grâce à la combinaison sans pareille de la diversité qui nous habite.

Pluralité dont on n'a jamais fini de faire le tour, passionné par ce que l'on découvre. En revenant régulièrement à soi, un mouvement de spirale, une *circumambulation*[2] creuse toujours plus profondément à l'intérieur, ramenant à la surface d'autres facettes de soi et de quoi se développer jusqu'au terme de la vie.

Mais qui dit spirale dit capacité à se placer à l'opposé de soi. Renverser les évidences pour renverser la tendance est un exercice difficile que bien peu entament spontanément. Alors la vie s'en charge et de façon drastique, notamment en milieu de vie où les circonstances se liguent pour nous détourner de nos modes habituels et nous relier à ces parts laissées pour compte, dans l'ombre. Personne n'échappe à ces bouleversements : lorsque l'on sent se retirer le tapis de sous nos pieds, il est temps de reprendre le chemin de son développement et de retourner chercher ce que l'on a oublié.

---

1. Archétypes : les archétypes que l'on retrouve partout et en tout temps, sont les structures mêmes de la psyché. Leur intensité énergétique est telle qu'ils peuvent entraîner des phénomènes de fascination et de possession, in *Vocabulaire de Carl Gustav Jung*, A. Agnel, Ellipse, 2005.
2. Terme utilisé par Jung pour caractériser le travail d'intégration des différentes composantes du psychisme.

À partir de quarante ans, les circonstances de la vie se démènent pour nous forcer à aller rechercher les trésors enfouis de notre personnalité laissés à la garde d'un enfant qui nous attend.

Personne n'y échappe, à commencer par Jung qui, après sa rupture avec Freud, va devoir, pour trouver sa voie, renouer avec l'enfant de dix ans qu'il était. Et s'en remettre à lui.

Retrouver ses souvenirs d'enfant

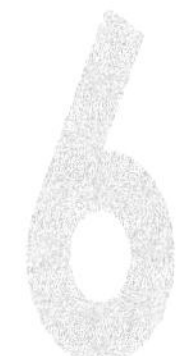

Nous qui franchissons le cap de la quarantaine ou même si nous l'avons depuis longtemps dépassée, et qui sommes désorientés parce que dans notre vie plus rien ne marche comme avant, suivons la voie de l'enfant et du « coffre à jouer[1] ». Si les circonstances se liguent et nous empêchent d'avancer comme d'habitude, réjouissons-nous : la vie est en train de vendanger nos terres pour permettre de nouvelles récoltes.

Pour faire face à cette nécessité de changement, certains d'entre nous retrouvent les trésors de leur chambre d'enfant tandis que Jung reprend les constructions de ses dix ans. À la fin, les uns trouvent la mesure de leur pas, l'autre sa voie, comme dans les contes de fées.

---

1. Parce qu'il faut avoir du coffre ou de l'estomac pour retourner à l'enfance, à ses jeux et les prendre au sérieux.

Quand on tire sur la ficelle...

Il est fréquent d'observer chez les patients, au sein de la personnalité, un conflit d'intérêts entre deux figures typiques : l'Arlequin serviteur des besoins extérieurs et l'Enfant gardien des trésors de sa chambre. En effet, les responsabilités de l'âge adulte ont tôt fait de prendre dans leur engrenage et de fermer derrière soi la porte de la chambre d'enfant en emportant, sans le savoir, un drôle de pantin qui gisait désarticulé au fond du coffre à jouets. Un Arlequin qui s'anime à la demande et, qui, pris dans la spirale des obligations de toutes sortes, ne s'arrête jamais jusqu'à ce qu'à notre tour nous gisions désarticulés. Jusqu'à ce qu'un enfant nous prenne par la main pour nous ramener dans sa chambre.

Quand « l'homme à tout faire » surgit...

Pierre-Antoine vient pour un coaching professionnel. Passé directeur de son département, il se doit de quitter le théâtre des opérations et les terrains d'entente avec ses collègues pour prendre de la hauteur et voir un peu plus loin. Pour l'heure, il est aux prises avec une partie en lui qui surgit comme un diable de sa boîte à la moindre sollicitation et l'empêche de déléguer comme il le devrait. Alors que faire ?

Pour l'instant, Pierre-Antoine n'a pas autre chose à faire que d'aller voir, séance tenante, le personnage qui est aux commandes et de lui poser la question fatidique : « Qui es–tu donc toi ? » Et voici que survient dans la pièce un être aux vêtements colorés, difficile à saisir tant il court partout pour, selon ses dires, mettre de l'huile dans les rouages et faire que les choses tournent. « L'homme à *tout* faire » explique que *tout* l'attire et du coup *tout* l'absorbe. La vie court alors il court derrière la vie. Sa raison d'être ? L'interface et le mouvement. Ses phrases favorites : « Pendant qu'on y est », « On ne va pas y passer trop de temps », « Si l'on ne brasse pas, on coule ». Sa hantise : perdre du temps. Son objectif : répondre aux sollicitations et ainsi faire l'unanimité. La multitude de choses à faire tire sur ses ficelles. Sans elles, il retombe inanimé. S'il n'y a rien à faire, « l'homme à tout faire » est au plus mal, il est éjecté de sa sphère. Alors, tout est prétexte à replonger dans le tourbillon, entraînant Pierre-Antoine à sa suite et à son corps défendant.

Après l'apparition de cette figure, Pierre-Antoine se sent épuisé, mais content de l'avoir identifié. C'est l'Arlequin de la *commedia dell'arte*, ce personnage agile, tout en acrobaties, pirouettes et mouvements pour trouver une solution, bien représentatif du type d'énergie qui l'anime le plus souvent. L'ayant vu à l'extérieur de lui et entendu ses propos, Pierre-Antoine en comprend le ressort et va pouvoir l'observer comme un « autre » en lui, auquel il ne se résume pas et va ainsi s'en écarter d'un pas.

L'épuisement éprouvé après l'irruption de l'Arlequin lui fait toucher du doigt que son corps renâcle à une telle dépense d'énergie, tandis qu'une partie en lui est effrayée par ce mouvement perpétuel. Aussi, le thérapeute propose à Pierre-Antoine d'aller voir cette partie qui s'inquiète devant cet Arlequin si remuant et contraignant.

... Qui se cache derrière ?

Un garçon d'une dizaine d'années, tranquille et bien peigné, arrive à son tour sur le devant de la scène. Il ne parle pas beaucoup, seulement quand on l'interroge. Il se désole : Pierre-Antoine depuis longtemps ne fait plus attention à lui, il aimerait bien le prendre par la main et lui montrer son univers, mais Pierre-Antoine est tellement pris par ailleurs... Et lui est trop petit pour se faire entendre et puis, il ne doit pas faire de bruit. Encouragé à parler de lui et de son univers, voici ce qu'il en dit : « Mon univers c'est ma chambre, là j'ai plein de choses, comme des collections. J'y invente des histoires, je sais beaucoup de choses sur les plantes, les oiseaux, les pierres, c'est là que j'apprends, je lis des livres, j'observe. J'aime bien aussi y dessiner, peindre, faire avec mes mains des maquettes, bricoler avec des bois. Je crée des choses dans ma chambre, quand il y a trop de monde, je n'ose pas trop. Je sais imaginer, rêver, faire pour le plaisir, je pourrais lui amener tout cela, s'il me laissait faire. Mais il ne faut pas être trente-six, je peux aller dans tous les endroits qui m'intéressent, mais tout seul. » À la fin de l'échange, lorsque le garçon est interrogé sur ce qu'il aurait à dire à Pierre-Antoine, il répond : « J'aimerais bien lui montrer ce que je fais, je reste à côté de lui mais j'ai peur qu'il ne m'oublie dans ses préoccupations d'adulte. »

Après sa venue, Pierre-Antoine se sent plus tranquille et remarque à quel point cet enfant est calme, l'inverse de son Arlequin. Il ajoute, troublé : « C'est comme si à un moment, j'avais arrêté de le voir… Je suis en train de l'étouffer… C'est vrai que quand je me retire dans ma chambre, je m'apaise, mais je ne le fais pas assez. »

Redevenir libre de ses mouvements et aller à son pas

Trouver l'alternative

Deux mois plus tard, Pierre-Antoine a eu le temps d'observer son Arlequin, sa boulimie de contact et d'une animation venant de l'extérieur. Le temps aussi de revoir l'enfant pour parler avec lui, il a même dessiné sa chambre, dotée d'un magnifique tapis au centre et d'un coffre qui regorge de trésors.

En échange, l'enfant lui a montré sa collection de pierres rapportée de ses promenades solitaires. Ils l'ont admirée ensemble. Pierre-Antoine s'est fait la réflexion que l'enfant rapportait des choses de ses allées et venues et les serrait dans le coffre de sa chambre comme un trésor qu'il pouvait ensuite contempler tout à loisir, tandis que les allées et venues de l'Arlequin, se dépensant sans compter pour les uns et les autres, étaient épuisantes. En ayant renoué avec l'enfant dans sa chambre, Pierre-Antoine n'est plus seul face à l'Arlequin. Il a quelqu'un d'autre à lui opposer, quelqu'un qui trouve son animation à l'intérieur et s'occupe tranquillement de ses affaires. Du coup, quand il voit l'Arlequin surgir, il évoque l'enfant. Cela donne un temps de pause qui tempère sa réactivité et favorise le recul.

L'enfant s'adonnant à ses jeux extrait de son propre fond son animation et accède sans intermédiaire à ses trésors. Être centré sur son univers est un bon contrepoids pour réguler un attachement excessif à l'environnement extérieur, et sa chambre, un endroit où se récupérer lorsque l'on se retrouve « largué » par ces coups du sort qui jalonnent l'existence. C'est un lieu où puiser à la source de ce qui nous a été donné en partage à la naissance, chaque fois qu'il faut exploiter de nouvelles potentialités pour continuer la route.

L'autonomie psychique, la capacité à agir de son propre mouvement, se développent à partir de cet ancrage à l'intérieur. Branché seulement sur l'extérieur, comme l'Arlequin de Pierre-Antoine, on ne se met en mouvement qu'à la demande. Aussi, comme le rappelle le petit garçon de Pierre-Antoine, il ne faut pas l'oublier dans nos préoccupations d'adulte, car sa place est importante pour aller à son pas.

À force d'aller et venir en pensées et en images, entre l'Enfant et l'Arlequin et de méditer sur leur sort, une forme d'énergie nouvelle, comme le fruit d'une collaboration entre eux deux, commence à poindre en la personne d'un nouveau personnage que Pierre-Antoine voit apparaître dans le paysage. Il l'appelle « le gourmet solitaire » et en a trouvé la parfaite représentation dans une bande dessinée qui lui est, comme par hasard, récemment tombée sous la main : *L'homme qui marche*[1]. Voilà ce qu'il dit de cette partie de lui-même : « C'est un homme plutôt rond, posé, pas tellement pressé, il se promène, observe autour de lui sans juger. Il est là, voit les petits plaisirs à prendre sur son passage et en savoure quelques-uns. »

Chemin faisant, Pierre-Antoine se rend compte qu'il prend davantage son temps, maintenant. Étant moins dans la perspective de l'à venir, il profite plus de ce qui est là, il apprend à vivre au présent. « Je me contente de moi-même », dit-il en conclusion.

Grâce à cela l'Arlequin, qui n'a plus l'entière charge de son animation puisqu'à l'intérieur il y a le petit garçon, est en droit de se reposer. Du coup, il ne sort plus comme un diable de sa boîte à la moindre occasion et partage désormais avec le petit garçon le soin de l'animation de Pierre-Antoine.

Devenu conscient de ce qui l'anime de part et d'autre, Pierre-Antoine peut en arbitrer les manifestations avec équité et les laisser jouer ensemble chacun selon sa spécificité.

---

1. J. Taniguchi, *L'homme qui marche*, Casterman Écritures, 2004.

Une mise en scène qui a tout du conte de fées

La mise en scène des complexes vise à se libérer de leur sujétion pour équilibrer les forces en présence et créer de nouvelles associations. Aller rechercher les « *parties reniées*[1] dont l'enfant en soi est un représentant souvent rencontré, est une question de santé mentale. Aujourd'hui, de nombreuses pratiques, développement personnel, coaching ou thérapies procèdent de la sorte pour apprendre à chacun à entrer en relation avec les différentes composantes de sa personnalité. Gérer sa famille intérieure avec équanimité en père de famille de sorte que chaque membre ait sa place et sa fonction dans le foyer, relève de notre devoir si nous voulons vivre en bonne intelligence avec nous-mêmes ».

C'est également une question de vitalité psychique. Le renouveau de l'ensemble passant par la prise en compte de ce qu'il y a de plus faible en soi. La sagesse des contes ne manque pas de le souligner en mettant maintes et maintes fois en scène un vieux roi malade qui ne peut être guéri que par une substance peu accessible :

« *Il y avait une fois un puissant roi ; son pays florissait et longtemps il fut au comble de la fortune et de la gloire. Mais un jour il fut frappé d'une cruelle maladie, et tout le monde croyait qu'il n'en réchapperait pas. Il avait trois fils, ils étaient plongés dans l'affliction, voyant que l'état de leur père empirait chaque jour*[2]. »

---

1. Terme utilisé dans *Le Dialogue intérieur*, Stone H. et S. Lire à ce sujet : G. Cailloux et P. Cauvin, *Le Soi aux mille visages*, Les Éditions de l'homme, 2001.
2. J. Grimm, *L'Eau vitale*, in *Contes des frères Grimm*, Librairie Garnier Frères, s.d., p. 89.

De conte en conte la suite est toujours la même, un personnage vient leur révéler l'existence d'un remède difficile à trouver. Les deux premiers fils partent successivement à la recherche de la substance précieuse, mais au cours de leur expédition ils prennent de haut un petit personnage tel un nain ou un animal qui l'interroge sur le but de leur quête ; maltraité, ce dernier, qui détient le moyen de faire aboutir leur quête, les mène dans des impasses. Seul le plus jeune fils, faible ou niais selon les versions, part à son tour et comme il prend la peine de répondre au petit être rencontré en chemin, il parvient à rapporter le remède au roi.

À l'image du vieux roi, lorsque nous atteignons la quarantaine, une part de nous-mêmes a donné le maximum de ce qu'elle pouvait, et nous sommes en quête d'un second souffle pour redevenir florissant. En continuant à privilégier cette part qui tient le haut du pavé dans notre personnalité, à l'image des deux aînés du roi, on ne trouve pas la voie du renouvellement. Seuls les aspects jusqu'alors peu considérés de nous comme le plus jeune des fils, l'animal ou le nain recèlent de quoi revigorer l'ensemble du psychisme. Si l'on est attentif aux petites choses de la vie qui viennent à la rencontre s'ouvre « la petite route neuve[1] » qui mène au trésor caché de la seconde partie de la vie.

À la quarantaine, ce tournant à prendre s'est imposé à Jung. Pour le négocier, il a pris le parti de retomber en enfance.

---

1. J. Cocteau : « *La carte de notre vie est pliée de telle sorte, qu'on ne voit pas une seule grande route qui la traverse mais au fur et à mesure qu'elle s'ouvre toujours une petite route neuve.* » (*Le Grand Écart*, Stock, 1923).

Un enfant s'adonne à ses jeux

Jung vient de rompre avec Freud. Désorienté, il ne sait plus à quel saint se vouer pour continuer son œuvre alors même qu'il a acquis des connaissances et une expérience considérable et ouvert, selon son expression, *toutes les portes*. Sauf une, celle qui mène au secret qu'il lui appartient de découvrir.

Alors, au milieu de sa vie, une question se pose en son for intérieur : « Et toi quel est ton mythe ? » Incapable de répondre à cette question, il décide alors de suivre simplement ce qui lui viendra à l'esprit. Ainsi disposé, il se revoit à dix ans absorbé dans son jeu favori de l'époque, de petites constructions en pierre. L'émotion est grande à la vue de cette image, elle lui signale qu'il y a là, en lui, quelque chose de précieux. *« Ah, ah ! Me dis-je, là il y a de la vie ! Le petit garçon est encore dans les environs et possède une vie créatrice qui me manque. Mais comment puis-je parvenir jusqu'à elle ? [...] si je voulais rétablir le contact avec cette époque de ma vie, il ne me restait rien d'autre à faire qu'à y retourner et y accueillir une fois de plus pour le meilleur et pour le pire, l'enfant qui s'y adonnait aux jeux de son âge[1]. »*

Avec un mélange de répulsion, d'humiliation et de résignation, cet éminent docteur dans la force de l'âge s'astreint tous les jours, sitôt son déjeuner terminé et avant de recevoir ses patients, à ramasser des cailloux pour construire un petit village. Le jeu auquel il finit par se livrer, comme seul un enfant sait le faire, en produisant ce qui lui vient à l'esprit, constitue, comme il le dit lui-même, un tournant dans son destin. La routine et le jeu, peu à peu, produisent

---

1. C. G. Jung, *Ma vie, op. cit.*, p. 202.

leurs effets. Ces constructions déclenchent en lui *tout un courant de phantasmes*. Tandis que ses idées s'éclaircissent, il acquiert la certitude qu'il est ainsi sur la voie de son mythe.

À cette époque, au cours d'une de ses méditations, Jung a tout à coup l'impression que le sol cède sous ses pieds. Il se retrouve dans un fond obscur, distingue une caverne, entre, et là, viennent à sa rencontre des personnages inconnus de lui, Elie un vieil homme vénérable et sa fille aveugle Salomé, en compagnie desquels se trouve un serpent noir. À partir de là, un dialogue s'instaure avec eux, puis plus tard, avec d'autres représentants de son univers psychique. De ces rencontres, il tire des enseignements, les consigne et les dessine dans son *Livre rouge*. Grâce à cette compréhension venue d'ailleurs, se constitue la matière première de son œuvre à venir.

En acceptant de revenir à son enfance et se faire simple d'esprit, Jung se rend disponible pour accueillir les éléments d'une connaissance plus profonde venant de l'inconscient. De cette confrontation, il ressort avec une certitude : la réalité de l'âme. « *Philémon ainsi que d'autres personnages de mon imagination, m'apportèrent la connaissance décisive qu'il existe dans l'âme des choses qui ne sont pas faites par le moi mais qui se font d'elles-mêmes et qui ont leur vie propre […] je compris qu'il y avait en moi une instance qui pouvait énoncer des dires que je ne savais pas, que je ne pensais pas, voire des choses qui allaient à l'encontre de moi-même*[1]. »

Jung sait désormais ce qui lui reste à faire, se mettre au *service de l'âme*, au service de ce que recèle l'inconscient. Il s'attachera sa vie

---

1. C. G. Jung, *Ma vie, op. cit.*, p. 213.

durant à partager le fruit de ses découvertes, à inciter chacun à aller chercher dans les profondeurs de son psychisme de nouveaux pans de sa personnalité pour élargir sa compréhension de lui-même et de ce qui l'entoure.

Les premières lignes de son livre autobiographique *Ma vie* témoignent de cette volonté intime de l'âme à se manifester et son objectif à lui, Jung, d'encourager chacun à prendre en compte cette nécessité comme il l'a fait lui-même dans sa propre vie. Cela commence ainsi : « *Ma vie est l'histoire d'un inconscient qui a accompli sa réalisation. Tout ce qui gît dans l'inconscient veut devenir événement et la personnalité, elle aussi, veut se déployer à partir de ses conditions inconscientes et se sentir vivre en tant que totalité*[1]. »

... Pour « entrer dans ce qui est sien »

Pour chacun d'entre nous et pas seulement pour Jung, ces jeux apparemment insignifiants de l'enfance recèlent de grands mystères et les promesses d'un épanouissement futur. En renouant avec cette part de soi et avec l'état d'esprit qui va avec, on en dégage l'accès. Même si elle est donnée au départ, elle reste à découvrir, c'est tout l'enjeu de la seconde partie de la vie.

Les bouleversements de la quarantaine sont des incitations à se mettre en route pour rejoindre cet autre versant de soi-même laissé dans l'ombre, indispensable pour la réalisation du projet de vie très personnel que chacun porte en soi. Cela commence en retrouvant

---

1. C. G. Jung, *Ma vie, op. cit.*, p. 19.

son âme d'enfant et sa capacité à *faire ce qui vient à l'esprit* sans idée préconçue, en opérant de proche en proche. Un peu borné en quelque sorte.

> ## Un jeu plein de bon sens
>
> « J'ai une idée[1] », dit Pierrot, cinq ans, qui se met aussitôt à ramasser tout ce qui lui tombe sous la main : une pile de revues, quelques livres, son tabouret, un grand pot, des coussins, ses chaussures qui traînaient non loin, ainsi que de menus objets trouvés çà et là. Après cela, il ramène de l'extérieur une planche en bois, quelques bâtons plus ou moins longs, une grosse ficelle, un cageot et divers cartons, et s'attelle à sa tâche en silence. Elle consiste à assembler ces éléments disparates et à les faire tenir ensemble, là sur le tapis, par tous les moyens à sa disposition. Sérieux, totalement absorbé il répond à peine aux questions, explique « qu'il est en fabrication » et quand on lui demande ce qu'est sa construction il dit qu'il ne sait pas encore, qu'on verra à la fin. À la fin, satisfait parce que cela tient et que rien ne dépasse et parce qu'on le lui redemande, il déclare que c'est un jeu pour sa petite sœur, « un jeu d'enfant » et qu'il ne faut pas y toucher le temps que le ciment sèche.

L'enfant n'a pas son pareil pour considérer l'inconscient comme il se doit, en le mettant en jeu. Sa fraîcheur d'âme lui permet de donner forme et réalité, séance tenante, à ses pressentiments. L'idée qui a traversé l'esprit de Pierrot s'est emparée de lui en même temps qu'il l'a saisie et s'est mise en mouvement pour en délivrer le fruit sur le tapis. Cette coanimation est l'expression d'une nécessité interne dont rien ne doit venir contrarier les plans jusqu'à leur achèvement ;

---

1. Extrait d'un article : « S'attacher à faire ce qui vient à l'esprit », in *Cahiers jungiens de psychanalyse, Liens, Séparations, Transformations*, n° 137, mai 2013.

l'enfant y souscrit spontanément. La production qu'il laisse sur le tapis est pure sécrétion des arrière-plans, en observant leurs mouvements, il leur offre un espace de représentation. Ayant trouvé un canal d'expression ils deviennent source d'inspiration.

En reprenant ses constructions d'autrefois, Jung leur accorde la même considération. Cette opération évite la stase et la sidération et permet d'accomplir ce pourquoi on est pressenti. *« Dès le début, j'avais conçu la confrontation avec l'inconscient comme une expérience scientifique que j'effectuais sur moi-même et au résultat de laquelle j'étais vivement intéressé. Certes, aujourd'hui je pourrais ajouter : cela représentait aussi une expérience qui fut tentée avec moi*[1]. »

Jung n'a pas échappé à ces influences mystérieuses, au « grand midi de la vie » l'opération reprend avec lui, il revient à son âme d'enfant pour entrer dans ce qui est sien et mener sa mission à son terme.

Du doute à l'acte de foi

Il y a dans le jeu de l'enfant un acte de foi en soi qui ne doute pas pour mettre en œuvre sans tarder ce qui vient à l'esprit. En se donnant à son jeu, il se livre aux mouvements de l'inconscient qui l'anime en sous-main, pour en extraire ce qui lui appartient. Dans cette mesure il ne se perd pas, bien au contraire, il entre en possession de lui-même et en devient l'heureux propriétaire. L'enfant s'adonnant à ses jeux a le pouvoir de réaliser cette délicate extraction, il lui appartient de le faire. Il s'y livre comme si sa vie en dépendait.

---

1. C. G. Jung, *Ma vie, op. cit.*, p. 207.

« Celui qui entre dans ce qui est sien, il lui faut chercher à tâtons ce qui est le plus proche, il lui faut ressentir le chemin pour le trouver, de pierre en pierre. Il lui faut embrasser avec le même amour ce qui est sans valeur et ce qui est de grande valeur. Une montagne est un néant, et un grain de sable abrite des royaumes ou bien n'en abrite pas. Tu dois te défaire du jugement, même du goût, mais avant tout de la fierté, même si elle repose sur des mérites. Passe la porte en toute pauvreté, misérable, humble, ignorant[1]. »

Tout un programme qui demande à descendre des tours où l'on regarde les choses, au loin, de haut, par habitude, de se pencher sur soi, sur le plus petit en soi, d'y prendre goût et d'en sentir le prix. En se livrant à cette attraction étrange invitant à tourner sur soi toujours plus profond, on rencontre des aspects de soi que l'on n'attendait pas et l'on revient à la surface muni d'un butin inédit. L'opération peut être renouvelée chaque fois que dans la vie on a l'impression d'avoir fait le tour de quelque chose et que l'on se demande comment faire le pas suivant.

Il y a encore plus surprenant : la spirale menant au fond, se rapprochant de notre essence, met en contact avec le bonheur simple d'être soi.

L'atteinte de ce bonheur simple est fonction du lien intime et chaleureux que l'on entretient avec soi. Hestia, déesse du foyer et fille aînée de Cronos, en a fait la priorité de sa vie. Dressons-lui un autel et tournons-lui autour à distance respectueuse pour pénétrer le secret qu'elle détient.

---

1. C. G. Jung, *Le Livre rouge, op. cit.*, p. 205.

Faire peau neuve

Connaissant le risque, en se laissant absorber par l'autre, de se détourner de soi, Hestia a pris le parti d'abord de rester vierge puis de se consacrer à l'Enfant du Foyer. On entre dans le secret d'Hestia comme on rentre chez soi en se mettant à l'aise. Que l'on enlève ses chaussures, allume un feu, prenne un bain ou un bouquin, l'important est de se sentir bien. Remarquez, il n'y a personne, on est tranquille, on s'adonne à soi-même sans restriction, on est bien avec soi. Tellement bien que l'on en ronronnerait presque comme un chat qui a trouvé sa place. C'est quasiment physique, on ne pense à rien, on est juste bien.

Cela n'a l'air de rien mais c'est tout un art, l'art de ne rien faire d'autre que d'être bien avec soi. Un art qui de nos jours devient rare. Au cri d'« On n'a pas le choix », le monde va et vient sans jamais se poser et l'on se perd, corps et biens, dans l'accélération de la vie et des moyens de communication. Cela n'est pas du goût d'Hestia, super-intendante des biens de la maison qui veille au grain et à la dépense. Pour elle, il n'y a qu'un moyen de trouver ce bien-être, se refaire une virginité. « Sacrifier à Hestia » et se refaire une virginité, cela consiste à prendre soin de ses besoins, à faire des économies d'énergie, à fermer la porte au « bon à tout » et à retrouver le goût des petits riens.

Vierge avant tout

Hestia[1], fille aînée de Cronos, première avalée, dernière rendue au monde, est à ce point imprégnée des valeurs de son père qu'elle y consacre sa vie, faisant de son existence un hommage perpétuel aux vertus paternelles : la protection, à l'intérieur, de son originalité, le temps qu'il faut pour la révéler dans sa pureté. Elle décline dans la vie de tous les jours le principe d'intégrité cher au cœur de Cronos, en commençant par sa virginité.

—— Préserver le feu du foyer ——

Intacte à la sortie du ventre de son père, Hestia choisit de le rester en optant pour le statut de vierge impénétrable au point que même Priape[2] s'y cassera les dents. De son long séjour au-dedans elle a pris le goût et décide d'y rentrer en demandant à Zeus de demeurer à jamais immobile au centre de l'*oïkos*[3]. Zeus ayant accédé à ses vœux, sacrée déesse du foyer, elle fixe et enracine la maisonnée grecque autour de son autel foyer circulaire. Dépositaire du *kleros*[4] de son père, Hestia passera sa vie à l'intérieur de la

•••/

---

1. Extrait de l'article : « Le contenu des images », in *Cahiers jungiens de psychanalyse, Manger les images* n° 124, décembre 2007.
2. Divinité grecque connue pour sa virilité, un de ses nombreux prétendants.
3. Habitat, biens et maisonnée.
4. *Kleros* signifie le lot ou la part et ce que l'on obtient par le sort ou par héritage.

\•••

demeure. Vierge intacte et immobile, elle est représentée par le foyer circulaire qui enracine la maison et centre l'espace. La fixité de sa personne et de son corps aimante et ordonne en cercles concentriques, avec son autel foyer pour centre, la vie de la maisonnée. Tout gravite et se rassemble autour d'elle. Dans cet univers clos et circulaire, la vie au-dedans est privilégiée et se suffit à elle-même. Sous son égide, différents rituels célèbrent la vie en autarcie ; on se nourrit de ce que l'on possède, l'étranger n'est admis dans la famille qu'après avoir fait allégeance à la déesse en se prosternant devant son autel et s'être ainsi défait de ses particularités. Hestia, par l'intermédiaire de la femme grecque qui, en bonne intendante, suit à la lettre ses principes, a la haute main sur la gestion des biens de la maison, lesquels ne font l'objet d'aucun échange avec l'extérieur et servent uniquement à la consommation de la maisonnée. L'entretien de son feu, le feu du foyer, est permanent. Il est confié aux soins de la jeune fille de la maison qui est en quelque sorte la vestale[1] du foyer, la vestale d'Hestia. Il ne doit en aucun cas s'éteindre.

On retrouve dans les mouvements et les temps de la maisonnée, accomplis au nom de la déesse, les gestes fondateurs dont elle s'est imprégnée auprès de son père : le circuit fermé, l'exclusion de l'étranger pour préserver la pureté et l'unité, la subsistance tirée de ce qui est contenu à l'intérieur, la satisfaction de jouir de ce que l'on possède en propre et dont on ne se lasse pas de faire le tour, l'entretien permanent de son feu et de sa propre chaleur.

Son choix premier de rester vierge témoigne de sa volonté d'écarter immédiatement tout contact avec ce qui n'est pas purement soi. Le commerce avec l'homme, l'étranger par excellence de la femme,

---

1. Vesta est le nom romain d'Hestia ; à Rome les vestales étaient des jeunes filles vierges vouées au culte de Vesta et chargées d'entretenir la flamme qui ne devait jamais s'éteindre.

vient en tête. Hestia, en soi, règne sur cette part de la personnalité où l'on est attaché à soi d'abord et avant tout, imperméable aux influences extérieures. Cette façon d'être va à l'encontre de celle développée auparavant par les Pierres et les Roses qui viennent en consultation. Que leur coquille ait été polluée par trop d'ingérence de la part de l'entourage ou qu'ils en aient été expulsés trop tôt, ils n'ont pas eu le loisir de s'appartenir avant tout. Atomisés dans un monde trop vaste pour eux, ne sachant comment adhérer à soi, ils cherchent à rentrer chez eux et viennent se refaire une virginité.

Repartir d'un pas léger

Dès l'enfance, Pierre-Hector s'est trouvé en quelque sorte dépossédé de lui-même. Sa jeunesse s'est passée à répondre aux attentes de son environnement familial, celles de sa mère notamment dont le regard chargé d'attentes implicites et d'une exigence morale à peine voilée continue à le hanter, sous la forme, aujourd'hui, de la crainte du qu'en-dira-t-on. Ce regard maternel installé très précocement en lieu et place d'Hestia est devenu central, au point de parasiter le corps sous la forme de nœuds à l'estomac chaque fois que Pierre-Hector craint de ne pas agir comme il convient. Convient à qui, à quoi ? À l'autre ! Quand l'Autre s'est infiltré au centre et a pris la place d'Hestia, c'est la fin du quant-à-soi, de la confiance en soi, du bien-être avec soi. La fin de la liberté de mouvement.

Un rêve vient compenser la situation extérieure et lui indiquer la voie à suivre. Pierre-Hector est à table avec ses parents, sa mère a un papier à la main où elle marque des points en rapport avec ses faits et gestes à lui. Il a des menottes sur les avant-bras. Puis il se voit, avec la feuille de sa mère dans les mains. Il efface les annotations, il se sent épuisé, surtout les avant-bras comme s'ils avaient fait un gros effort, mais ils ne sont plus encerclés.

Il croise un homme barbu, au ventre rond, jovial, qui lui parle d'un ton léger et détendu. Un moment plus tard, il le voit assis à une table avec d'autres personnes, puis se levant et partant les mains dans les poches.

Le rêve parle de lui-même : pour redevenir libre de ses mouvements, Pierre-Hector doit se refaire page blanche, vierge des impressions encrées par sa mère. Alors il peut rencontrer la partie virile et joviale de lui-même.

Pour mieux en ressentir les caractéristiques, Pierre-Hector se glisse dans la peau du personnage barbu et là se retrouve dans un univers qu'il connaît peu. Il ressent un bien-être et une décontraction dans le corps, notamment un relâchement dans l'abdomen : « Il est jovial parce qu'il revient régulièrement à son corps et là comme il se sent bien, il sourit tout le temps. Il est autosuffisant de son bien-être dans son corps et là il ne dépend pas de ce que disent ou font les autres, c'est ce qui le rend attirant. C'est aussi pour cela qu'il peut se lever de table et partir les mains dans les poches, sans avoir des nœuds au ventre. Il n'est pas dépendant des autres. »

Visiblement, Pierre-Hector a croisé en rêve une partie de lui-même bien dans sa peau et la liberté d'être qui va avec, quel que soit le contexte. Mais la rencontre ne se fait qu'une fois gommées les impressions laissées par les exigences maternelles.

Chaque fois que l'on s'est laissé impressionner et abuser par la fréquentation trop rapprochée de l'autre, il nous faut regagner notre foyer, fermer la porte à l'étranger, faire allégeance à la déesse vierge, apprendre à investir ce qui appartient en propre. Le temps de s'agréger à soi.

Prendre soin de ses petits besoins

On contacte la déesse vierge en soi dans tous les endroits de sa vie où l'on s'alimente à soi-même, gère ses ressources par soi-même et entretient en soi-même chaleur et bien-être. Sans en laisser le soin à personne d'autre.

Là, le soi-même est primordial, l'important étant d'avoir de quoi pour soi et de faire passer ses besoins grands ou petits avant le reste. C'est tout l'inverse des personnes qui attendent éternellement d'avoir satisfait à leurs obligations vis-à-vis du reste pour penser à elles et remettent ce soin à plus tard ou attendent inconsciemment qu'on le fasse pour elles. Cette sorte de commerce n'est pas du goût d'Hestia, d'autant qu'à ce jeu ces personnes finissent par entamer leur bien-être physique et leur capital santé. À l'instar de son père, ennemi de toute forme de dissipation, avare de ses enfants qu'il couvait comme un trésor, Hestia veille jalousement à conserver intacts, comme elle l'a fait pour son corps, les biens de la maison soigneusement enfermés dans les coffres et les jarres. Alors, entamer son capital santé et risquer de ruiner ce que l'on possède en propre comme son corps, au profit d'un commerce où l'on n'est jamais sûr du retour sur investissement, pour la déesse, quelle hérésie !

Le piège du bon Samaritain

Pierre-Henri est pris dans un engrenage d'obligations qu'un personnage en lui, type bon Samaritain, lui représente comme un devoir moral auquel il ne doit en aucun cas se dérober. Alors il partage sa vie entre un travail prenant, une vie de famille accaparante et quand on l'interroge sur ses loisirs, il annonce, fier de lui, que ses loisirs sont consacrés à sa vie associative. Seulement un jour, le bon Samaritain qui tire sur ses ficelles depuis la nuit des temps a fini par tellement tirer que Pierre-Henri est tombé malade. Bien sûr au départ, il n'a pas jugé bon de se soigner, il y avait plus urgent ailleurs, mais les choses ayant empiré cela s'est soldé par un arrêt maladie. Enfin cloué au lit, il a pu se reposer sans culpabilité car sinon, son bon Samaritain de service passe son temps à lui expliquer, chaque fois qu'il ressent la charge de ses obligations un peu lourde, qu'il n'a pas droit de se plaindre parce que dans le monde il y a vraiment plus malheureux que lui !

Évidemment, Hestia n'est pas de ce bord-là. Le reste du monde est bien trop éloigné du cercle de son autel foyer. Quand on est centré sur son nombril comme elle, l'important est de satisfaire ses besoins, ceux de son corps au premier chef. L'*omphalos*[1], nombril, cordon ombilical et pierre ovale avalée par son père à la place de Zeus et sur laquelle elle siège[2], dessine de son ove l'enroulement sur soi nécessaire pour s'enraciner dans son bien. De ce point de vue, la première des nécessités est d'écouter les besoins de son corps, de l'entourer de tous ses soins et de l'économiser. Il appartient à chacun de s'occuper de ce corps dont il est propriétaire, d'en assurer le bien-être et la santé.

---

1. *Omphalos*, à la fois le nombril et le cordon ombilical, est représenté par une pierre sur laquelle Hestia est assise ; c'est également la pierre entourée de langes avalée par Cronos à la place de Zeus et qui fut ensuite placée à Delphes pour représenter le centre du monde.
2. J.-P. Vernant, *Mythe et Pensée chez les Grecs*, PCM/petite collection Maspero, François Maspero, 1981, p. 124 et *sq.*

Hestia invite à tourner dans le cercle rapproché de la satisfaction des besoins du corps. Pour soi comme pour le nourrisson, c'est le premier lieu d'habitation, il est de toute première nécessité de veiller à être bien dans sa peau. Le barbu jovial de Pierre-Hector, parce qu'il est bien dans son corps, se présente au monde confiant et détendu quel que soit l'environnement. Lorsque l'on est trop absorbé par tout autre chose que soi-même, on en oublie parfois le boire et le manger, on ne respecte pas ses temps de sommeil. L'inconscient a beau nous avertir par des rêves où nous ne trouvons pas de toilettes pour soulager nos besoins pressants, rien n'y fait. À force, pour se faire entendre, le corps sonne l'alarme sous forme d'accidents, de maladies, de paniques, de sensation d'étouffement, d'envies de vomir, de craintes de s'évanouir. Le signal est donné qu'il est temps de sacrifier à Hestia, satisfaire à ses besoins de base. S'occuper de sa santé est le premier pas à faire pour entrer dans la spirale d'Hestia qui incite à se prendre en considération et à devenir propriétaire de soi. Notre corps est notre premier bien, il appartient à chacun, et à personne d'autre, de l'entourer des soins nécessaires et d'écarter résolument ce qui pourrait lui nuire.

Faire des économies d'énergie

Dans l'*oïkos*, la jeune fille de la maison est chargée d'entretenir le feu du foyer qui doit toujours brûler. La permanence de l'entretien de la flamme du foyer se retrouve également à Rome où les vestales, jeunes filles vierges consacrées à la déesse Vesta[1] avaient le devoir de

---

1. Le nom que les Romains donnaient à Hestia.

maintenir allumé le foyer de la cité par tous les moyens, au risque sinon d'être sévèrement punies. Comme était sévèrement punie la perte de leur chasteté, en les enterrant vivantes.

L'entretien du foyer est un culte exigeant, le maintien de la flamme demande une attention répétée et un temps où l'on s'y consacre sans partage.

Lorsque l'on a pris l'habitude, pour des raisons qui ne nous appartiennent pas toujours, de déserter notre chez-nous pour nous dépenser à l'extérieur, nous perdons notre feu intérieur. Inanimés à l'intérieur, nous avons alors besoin de stimulations fortes à l'extérieur pour nous mettre en mouvement. La demande extérieure devient le seul moteur, l'urgence le moyen de se mettre en route, le renouvellement constant des sollicitations une façon de se tenir en haleine. Si l'on « se lance » dans l'action sans choisir ni s'interroger sur son envie, son but ou les moyens dont on dispose, c'est que le retour à soi n'est guère possible ou bien il a un goût de cendre, car on a déserté son foyer. Le moment est venu de remettre la main sur la jeune fille de la maison pour raviver la flamme.

Fabrique-moi un collier

Dans les réunions de travail, Rose-Annabelle est partagée, à la fois partante pour se proposer, emballée par la nouveauté des idées et désireuse de répondre aux attentes et en même temps freinée par une voix à l'intérieur qui lui dit : « Attention, ne te propose pas, tu ne sais pas comment faire. » Elle perçoit cette voix comme une protection contre sa tendance à se lancer sans réflexion dans l'action et à se retrouver chargée de projets qu'elle n'a évidemment pas le temps de faire aboutir. Mais elle ne s'y arrête pas car elle craint alors de perdre son dynamisme.

Pour en savoir plus sur ce qui s'interpose entre elle et sa réactivité, son thérapeute lui propose de laisser venir l'image du propriétaire de la voix.

Apparaît une jeune fille de dix-huit ou vingt ans chétive, assise dans une chambre sur un lit d'une personne, dans un coin avec un coussin serré contre elle. Interrogée, la jeune fille dit se sentir ainsi bien calée. Elle a l'impression d'être comme dans un cocon, tranquille. Elle aime les rituels, les tisanes le soir, les croissants du dimanche matin, les choses bien établies, cela lui apporte du bien-être. « Alors, dit-elle, on peut tâtonner, prendre son temps, essayer, recommencer jusqu'à bien maîtriser. » Elle regrette de ne pas avoir beaucoup de place dans la vie de Rose-Annabelle, sauf quand cette dernière fabrique des colliers. Elle explique qu'elle s'en est donné à cœur joie quand Rose-Annabelle a décidé de fabriquer un collier pour l'anniversaire d'une amie. Là elle avait toute sa place et tout l'après-midi pour choisir les matières et les couleurs, réfléchir à la composition, assembler les éléments, monter et démonter, l'essayer sur soi, jusqu'à ce que cela soit abouti. Pour elle, les choses sont abouties quand tous les composants sont réunis. Elle ajoute que cela lui est égal si l'amie de Rose-Annabelle n'aime pas le collier, il lui plaît à elle, elle peut le refaire pour elle, il n'a rien d'exceptionnel mais cet assemblage n'a pas son pareil car l'idée vient d'elle. Et puis elle l'a fait pour le plaisir et elle est déjà bien payée par son propre amusement. Sa spécialité ? Recentrer Rose-Annabelle sur elle-même, l'obliger à prendre du temps rien que pour soi, lui permettre de faire, sans penser à rien, des choses agréables. Elle souligne que le plaisir qu'elle apporte n'est pas la même chose que de manger du chocolat, elle n'est d'ailleurs pas gourmande, car elle se nourrit du contentement qu'elle ressent à produire ce qu'elle aime. Pour elle, pas de plus grand plaisir que de s'approprier les choses en y mettant sa pâte. Elle termine en précisant que même si le collier a été donné, il reste le sien.

À la fin de l'échange, Rose-Annabelle s'étonne de constater le changement d'apparence de la jeune fille. Au début elle la voyait chétive, à la fin, elle la ressent saine et en bonne santé, et sa minceur montre qu'elle n'est pas encombrée mais juste bien. Curieusement, maintenant elle la voit installée au coin d'un feu !

Cette évolution dans l'image n'est pas rare dans le travail d'imagination active : quand on entre en dialogue avec les diverses parties de sa psyché, elles évoluent. La force ou la faiblesse de leur apparence dépendant de la place octroyée dans l'ensemble de la personnalité et du lien que l'on entretient avec elles. Jusqu'alors plutôt négligée par Rose-Annabelle et sans lien conscient avec elle, cette jeune vierge sur son lit à une place entretenait sa chaleur avec les moyens du bord, en calant son dos et s'entourant de ses bras et d'un coussin. Vestale du psychisme de Rose-Annabelle ou jeune fille de la maison, cet avatar d'Hestia a fait de son corps un rempart pour conserver à tout prix la chaleur à l'intérieur. Le temps du dialogue avec Rose-Annabelle, elle réintègre le circuit psychique de cette dernière et sa spécialité de gardienne du foyer, et change d'allure. Svelte et diligente, penchée sur la confection d'un collier, auprès de son feu, elle peut se concentrer sur l'assemblage des morceaux de sa composition dans un espace libre de toute intrusion.

Mind your own business

Rose-Annabelle comprend qu'elle doit lui faire une place alors que jusqu'à présent elle n'y faisait pas attention et n'en percevait pas la valeur. La jeune vierge vivait à son insu, chichement. En lui prêtant attention, elle lui donne asile et l'habite davantage, et ressent peu à peu que cela lui fait du bien de ne penser à rien, d'être juste à ce qu'elle fait. Elle remarque que « ce n'est pas du tout comme si elle était vide, non c'est comme un ciel dégagé, c'est agréable et reposant » et termine en disant qu'elle s'aperçoit qu'elle est là chaque fois qu'elle fait les choses et prend du temps pour elle, uniquement pour elle. Elle la sent, par exemple, quand elle se fait les ongles des pieds. Là, elle a vraiment la sensation d'être focalisée sur une seule chose. Penchée de très près, les yeux rapprochés, la concentration est totale. Cette vision sans recul l'absorbe, elle ne fait qu'un avec elle-même. Dans cette position, le corps de Rose-Annabelle fait cercle avec lui-même et refait le dessin du foyer circulaire d'Hestia. De manière générale, on sacrifie à Hestia en s'occupant de ses pieds, ce qui se dit en anglais *mind your own business*.

Dans cette position de concentration sur ce qui ne regarde que soi, on apprend à se ressaisir au lieu de se proposer à tout-va et de se lancer dans mille activités que l'on n'a pas les moyens de faire aboutir. Désormais sous l'égide d'Hestia et de son avatar, Rose-Annabelle va aux réunions, avec un papier et un crayon. Penchée sur ce qu'elle écrit, elle se laisse moins happer par les propositions qui fusent ; sollicitée, elle demande un temps de réflexion pour relire ses notes et mieux cibler son éventuelle contribution. Plus tard, au calme, porte fermée, elle peut choisir un engagement tenant compte de ses possibilités et des moyens dont elle aurait besoin.

Face aux sollicitations, plutôt que de se lancer à corps perdu, demander un temps de réflexion pour savoir si l'on a de quoi et s'il y a de quoi répondre à la demande, relève d'une économie de soi bien comprise. Regarder à la dépense, tenir compte de ses limites, exprimer ses besoins est le gage assuré de pouvoir mener les choses à terme dans de bonnes conditions. En n'entretenant pas l'illusion que l'on peut tout faire, chacun dans l'affaire sait à quoi s'en tenir, tout le monde est gagnant.

« Du bon à tout » au « bon à rien »

Revenons un instant sur les petits plaisirs énumérés par notre jeune vestale : entre les tisanes du soir et les croissants du dimanche matin, peu de choses suffisent à son bonheur. Les bonheurs d'Hestia sont ceux du quotidien, il n'y a pas à chercher bien loin, tout est à portée de main. Ce sont des petits riens. Des petits riens du quotidien dans lesquels on se niche bien calé dans l'ove de sa routine. Une routine qui fait que l'on sait à quoi s'attendre et quoi faire pour être bien. Le réflexe du bien-être prend sa source dans la répétition, un coussin dans le dos, un coin de cheminée, la douceur d'une petite laine dans laquelle s'enrouler et le tour est joué. Quand dehors il fait gris, cela peut suffire à ramener la chaleur à l'intérieur et faire naître une vague de contentement.

Mais parfois l'esprit est encombré. Trop d'idées interfèrent avec la culpabilité d'être là à ne rien faire. L'idée de ce qu'il reste à faire, des charges qui incombent ou des plus nécessiteux que soi, empêche de s'asseoir pour être bien. L'Arlequin de service repart pour un tour, le coin du feu est déserté et la jeune fille de la maison se rencogne en se mettant en boule.

À force de tout dépenser pour les autres, on génère un bon à rien pour soi. La quantité d'énergie à sa disposition étant limitée, il faut se servir en premier et préserver ses intérêts, question d'instinct et de survie. Sinon c'est la procrastination qui guette, cette maladie à la mode. À force d'être happé par le courant des choses, on ne parvient plus à lever le petit doigt pour soi.

« Moi, ça ne compte pas »

Dans son entreprise, Pierre-Yves n'a pas son pareil pour aider de ses conseils et de ses connaissances ceux qui le sollicitent. Il a le sens du bien public et de la collectivité chevillé au corps. À l'extérieur, dans le groupe auquel il appartient et dans les relations que son travail l'amène à nouer avec l'étranger, ses qualités, la pertinence de ses travaux et de ses interventions sont reconnues et fortement appréciées. Mais à l'intérieur de son service, il est plus ou moins ignoré, on ne lui donne pas les moyens pour développer son activité et comme il ne se bat pas pour cela... En revanche, on vient de nommer au-dessus de lui une personne qui va bien entendu rafler la mise. Quand on ne compte pas pour soi, on est passé à la trappe ! Trop c'est trop, Pierre-Yves décide donc de chercher dans le groupe un autre poste, mais pour cela il lui faut rédiger un projet et aller taper aux portes pour se vendre. Cela lui paraît une montagne, un véritable pensum. Rien qu'à cette idée, il se sent flancher. S'il arrive à s'y mettre, c'est la page blanche ! Et pourtant Dieu sait qu'il en a aidé plus d'un à rédiger CV, projet et lettre de motivation. Mais pour lui, il ne sait pas comment s'y prendre, rien ne vient. Alors il remet la chose à plus tard.

Pierre-Yves va devoir ranger sa panoplie du bon à tout pour les autres et faire place nette pour que puisse apparaître le bon à rien en soi, question de récupérer un minimum d'énergie. Se refaire une virginité est une véritable entreprise de dépollution du psychisme par le Tout Autre pour remettre à l'honneur le « Et Moi ».

La tyrannie des bons sentiments

Cette entreprise de dépollution est d'autant plus difficile à admettre que le don de soi aux autres est une valeur encouragée par la collectivité et particulièrement de nos jours où les bons sentiments l'emportent bien souvent sur la raison. Nombreux sont ceux qui, se calquant en cela sur la société d'aujourd'hui, sont possédés, sans le savoir, par des figures puissantes de bon Samaritain, don Quichotte, Robin des bois ou mère Teresa, qui parlent à l'oreille de dévouement et d'abnégation de soi et dénoncent l'importance de l'espace personnel et de l'amour de soi. La tyrannie des bons sentiments peut être redoutable car dans ce cas, la balance penchant dangereusement du côté du respect d'autrui, on en oublie le respect de soi. Aujourd'hui, les « psys » ont remplacé les vestales pour ranimer la flamme de l'intérêt pour soi et apprendre à chacun comment entretenir le feu et la passion d'œuvrer au développement de son intégrité.

Le feu d'Hestia ne coule pas dans nos veines, il ne va pas de soi, il faut s'y consacrer. Comme on n'est plus éduqué à prendre du temps pour soi, le foyer semble éteint, les vestales se sont mises en boule dans un coin du psychisme pour conserver, au moins dans leurs corps, un peu de chaleur. Fort heureusement, on s'aperçoit souvent que le feu, quand bien même il ne coule plus dans les veines, continue à couver, tout au fond, sous la cendre. On a d'ailleurs bien vu avec Rose-Annabelle, qu'il ne fallait pas grand-chose pour redonner des couleurs à la jeune fille de la maison.

On peut aussi dégager le périmètre de l'autel foyer d'Hestia en ramenant au centre, pour lui faire de la place, le bon à rien en soi.

Pierre-Yves est tombé nez à nez sur lui en déambulant devant les cinémas de Montparnasse.

Le bon à rien qui est en soi

Pour une fois, Pierre-Yves a un moment de libre. La séance du film qu'il devait aller voir avec des amis est complète. Au lieu de rentrer directement chez lui, il passe une heure, tout seul, le soir, à déambuler dans les rues avec un sentiment très particulier de contentement rarement connu. En imagination active, il se centre sur son mouvement de déambulation de l'autre soir et la sensation de contentement. Il lui vient l'image d'un homme de son âge, allongé sur un canapé qui lit le journal sans lire le journal. Il se présente en ces termes : « Je suis un bon à rien faire et à penser à rien, je fais ce dont j'ai envie, libre de manger si je veux, faire de la musique si je veux, je fais en fonction de moi, il n'y a de place pour personne d'autre, je suis une occupation à moi tout seul et je n'ai pas besoin de le justifier. Je suis juste posé, quand je suis là, tout le reste est écarté, même les pensées ; je n'ai pas de sentiment de vide, ni besoin de boucher les trous, je peux regarder une peinture deux heures sans m'ennuyer, sans rien en dire. Je suis content d'être là et il (Pierre-Yves) est content que je sois là. »

Lorsque le thérapeute interroge le « bon à rien » sur sa spécialité, il répond : « Le détachement. J'extirpe Pierre-Yves, je le déconnecte, plus rien de l'extérieur ne lui pompe son énergie et moi je ne la lui absorbe pas, je la lui recentre. Aussi, quand je repars, il fait les choses avec envie. Je lui permets de faire un passage au stand. »

Après la visite du bon à rien, Pierre-Yves commente : « Il laisse sa trace. Une fois qu'il est passé je suis bien disposé. Le bon à rien recentre l'énergie qui était dispersée et la remet à ma disposition pour en faire ce que j'ai envie d'en faire. Quand il est là, il remplit tout l'espace. J'ai l'impression de pouvoir respirer plus largement, comme si j'avais les parois du cœur moins serrées. »

130

Aux hommes de service et aux femmes à tout faire que l'on entend avec un serrement de cœur dire « J'ai tout fait » et dont l'écho renvoie « J'étouffais », on souhaite de contacter et de remettre au centre d'eux-mêmes leur précieux bon à rien, qui est une occupation à lui tout seul et qui sait l'importance de « faire un passage au stand » pour repartir dans la vie frais et dispos. Frais et dispos pour soi déjà, ayant retrouvé son envie et l'énergie de satisfaire ses besoins à soi, sa santé, son CV, sa promotion et sa demande d'augmentation.

La jeune fille de la maison et le bon à rien d'autre que soi amènent avec eux un souffle d'air tranquille, un vide salutaire, source de bien-être et de joie paisible. Dans cet espace de respiration retrouvé, le feu d'Hestia repart. Il s'agit maintenant d'entretenir sa flamme en se recentrant sur ces petits riens du quotidien qui ne tiennent qu'à soi et dont on a le goût.

Reprendre goût aux petits riens

Après avoir extrait le rien du tout pour desserrer son étau et reprendre une bouffée d'air, on peut élargir le cercle et se donner de l'aise en portant attention aux petits riens du tout. Avec pour seule condition, une fois de plus, qu'ils ne tiennent qu'à soi, sa façon et son goût. Nous continuons ainsi le travail d'agrégation à sa substance même.

Rien de tel, comme entrée en matière, que de commencer par s'arrêter à ces petits riens du quotidien dont l'émergence apporte un contentement : le contentement du simple fait d'exister en soi. Ouvrir ses volets et respirer l'air du petit matin, s'acheter une petite fleur ou une petite douceur, apprécier la chaleur d'une petite laine autour du cou, se faire une petite soupe dont on aurait le goût, faire un petit somme après le déjeuner, prendre un petit moment au soleil ou à l'ombre. Cet anodin qui pour l'extérieur n'a vraiment l'air de rien, pour l'intérieur est un vrai reposoir. On s'y niche et s'y blottit à l'envi, on y est bien, cela ne coûte rien. Pour Françoise Héritier, ces petits plaisirs constituent le sel de la vie. Les « frémissements intimes[1] » qu'ils procurent relèvent du « je » qui fait corps avec la vie dans un éprouvé de la chair qui se propage au cœur. Un « je » que l'on a dans la peau et qui se reconnaît à son goût. Ces riens extraits du tout réjouissent le cœur, ils parlent à la première personne du singulier de notre personne singulière.

Ce qui fait le sel de sa vie est si particulier qu'il ne peut se partager. Il parle de soi, donne du goût à l'existence et un discernement qui n'a pas de prix, celui de choisir ce qui est bon pour soi et de construire, à partir de là, une vie à son goût. Pour entrer en possession d'un tel trésor, on doit renoncer à tout l'or du monde. Faute de quoi l'on reste flottant dans une vie qui ne nous parle pas vraiment. Attaché à rien en particulier, on veut tout à la fois, on va de-ci, de-là, au gré de ce qui semble être le meilleur et répétant : « On n'a pas le choix. » Sans décider de rien, on s'en remet à l'autre pour choisir à sa place et venir combler l'absence d'attachement à son goût, d'attachement à soi, en particulier. Comme le roi du conte.

---

1. F. Héritier, *Le Sel de la vie*, Odile Jacob, 2012, p. 15.

132

L'Exil ou la Vérité

Un roi[1] ayant résolu de partager son royaume entre ses trois filles en proportion de l'affection qu'elles ont pour lui, les convoque toutes les trois et leur parle en ces termes : « Dites-moi comment vous m'aimez afin que je reconnaisse celle qui a pour moi l'affection la plus tendre ; celle-là aura une part plus grande que les autres. » L'aînée dit l'aimer comme les bonbons les plus doux et les plus sucrés, la cadette comme sa plus belle robe. La plus jeune, incapable de comparer l'affection qu'elle éprouve pour son père à quelque chose d'autre, se tait. Enfin, pressée de répondre par le roi, elle finit par dire : « Les meilleurs mets ne me goûtent pas sans sel ; aussi je vous aime comme le sel. » À ces mots, le roi est pris de colère : « Puisque tu préfères le sel à tout, on t'en donnera tant que tu pourras en porter. Quant au royaume, il sera partagé également entre tes deux sœurs. » Il lui fait attacher un sac de sel dans le dos, et conduire dans une vaste forêt à la frontière du royaume...

Le conte, comme tous les contes, est un parcours initiatique. Et le roi du conte, comme tous les rois des contes, la représentation d'un état d'esprit régnant dans une forme d'inconscience que les péripéties du conte vont faire évoluer vers plus de clairvoyance. Dans celui-ci, l'état d'esprit régnant, en quête d'une reconnaissance fondée sur la comparaison avec, comme étalon, ce qu'il y a de mieux, se retrouve facilement dans les meilleurs bonbons et les plus beaux atours de ses aînées. Comme toujours, les enfants aînés du roi en sont au même stade d'évolution que leur père : n'apportant rien de neuf, ils ne font pas évoluer la situation. En revanche, la fraîcheur d'âme du petit dernier apporte à la vision habituelle des choses, une autre solution. Mais ici, le sel de la réponse de sa plus jeune fille est tellement l'opposé de « tout l'or du monde » après lequel le roi

---

1. Les frères Grimm, *La Gardeuse d'oie.*

court encore, qu'il n'est pas à son goût et la bannit. Il ne peut se reconnaître dans la réponse admirable de sa fille préférée alors même qu'elle lui exprime par deux fois que l'amour qu'elle lui porte est incomparable, d'abord en se taisant puis en lui disant qu'il est comme le sel de sa vie. En chassant sa fille, le roi expulse de ses domaines ses deux plus chers trésors, sa petite dernière et le don qu'elle a de faire du goût personnel un étalon précieux.

Heureusement cela finit bien, le roi reconnaît son erreur et retrouve sa fille. Cependant, celle-ci ne vivra pas dans le royaume de son père partagé entre ses sœurs, mais dans un domaine bien à elle racheté avec toutes les larmes transformées en perles qu'elle a versées, sur le chemin de l'exil en pensant à son père.

À courir après le meilleur, on en perd aussi l'appétit.

À préférer le goût de l'autre, tout devient fade

Pour Pierre-Hugo, le restaurant est un vrai cauchemar ; pour les convives aussi. Devant la carte il ne sait que choisir, il voudrait le meilleur et ne sait lequel prendre, tout étant une question de goût. Or un goût de meilleur est difficile à trouver... À la fin, il s'en remet au serveur pour le conseiller. Une fois servi, au lieu d'en profiter, il regarde l'assiette de son voisin et regrette de ne pas avoir pris ceci ou cela qui semble meilleur encore que ce qu'il a. Du coup ce qu'il a ne lui dit plus rien.

Lorsque l'on demande à l'autre comment il vous aime ou que l'on regarde dans l'assiette du voisin pour savoir ce qui est bon pour soi, on perd l'occasion de se lover, d'abord, dans ces petits riens qui font que l'on se sent bien. Perte incommensurable d'un attachement à soi où, étant à son goût, on se porte dans son cœur comme on y porte sa vie. Le goût de soi donne du goût à la vie, en ce point précis elle nous rejoint. Ce n'est pas tout mais ce n'est pas rien. C'est un morceau de choix proportionné à soi. De l'ordre du grain de sel à mettre dans la vie.

«Vous êtes le sel de la terre. Si le sel se dénature, comment redeviendra-t-il du sel ? Il n'est plus bon à rien : on le jette dehors et les gens le piétinent[1]. » Cette parole de l'Évangile souligne l'importance de préserver notre nature dans sa pureté et son originalité pour participer à l'évolution des choses.

Hestia ramène au cœur, à sa flamme, à l'infime[2] et au soin dont il faut s'entourer quand on en connaît le prix. La spirale de la déesse vierge ramène également dans les profondeurs du foyer pour y rencontrer un nouveau-né, là où il se fait chair et trouve son unité. Dans ce périmètre sacré elle trace autour de lui un encerclement magique pour une implantation dans la pureté de sa nature originelle. Faute de quoi le sel de sa nature risque de s'affadir et n'être plus bon à rien.

---

1. Évangile selon saint Matthieu 5,13-16.
2. *Infimus*, le plus bas, le plus petit, le dernier.

Accoucher de soi-même

Il ne suffit pas de naître, encore faut-il naître à soi-même. Après avoir été mis au monde il appartient à l'être humain de s'y produire pour contribuer à son évolution. Cet accouchement de soi-même suppose la mise au jour et la bonne gestion des éléments de sa personnalité. Œuvre de vie, production d'essence rare contenue en chacun pour le bien de tous, l'entreprise mérite que l'on s'y donne.

Au fond, quelque chose appelle et pousse à une telle entreprise, C. G. Jung parle d'individuation, D. J. Siegel d'intégration[1] pour désigner ce mouvement intérieur portant à l'accomplissement de soi. Chacun soulignant l'importance d'aller voir ce qui se passe à l'intérieur pour accompagner ce processus et l'aider à se dégager des différentes entraves dues aux aléas de l'existence. Pour Jung, le

---

1. D. J. Siegel, *Mindsight, The New Science of Personal Transformation*, Bantam Books, New York, 2011, p. 75-76.

« devenir conscient » est la vocation de l'homme, le « *mindsight*[1] » de Siegel, l'outil indispensable pour accéder à la santé mentale et à un bien-être intérieur rayonnant à l'extérieur.

Se centrer sur soi pour habiter son corps

Le corps est le tout premier bien en notre possession, le tout premier lieu de centration sur soi. La protection de la tendre enfance y contribue fondamentalement. Aussi la nature du tout-petit doit être respectée pour qu'il puisse l'habiter et un cercle protecteur formé autour, le temps qu'il « fasse corps » avec lui-même. Prématurément sorti de sa sphère pour s'adapter à l'environnement dont dépend sa survie, il ne peut prendre suffisamment consistance, bien sentir ses contours, s'ancrer à l'intérieur. Alors, resté flou sur lui-même, « poreux » aux autres, au fond il ne sait pas où il habite. Dans ce cas, plus tard il faudra revenir réinvestir ce corps dont le nouveau-né a la clé. Et avec, le sentiment de sa légitimité qui trouve là sa base.

────── **Sortir de l'anonymat en revenant à son origine** ──────

Sept jours après sa naissance[2], au cours de la fête des Amphidromies[3], un porteur, tenant dans ses bras l'enfant, court en cercle plusieurs fois autour de l'autel d'Hestia avant de le déposer sur le sol au pied du foyer. Son père le prend alors dans les bras et le reconnaît comme faisant partie de la maison.

•••/

---

1. *Mindsight* : capacité de l'esprit humain à se percevoir (*ability of the human mind to see oneself*).
2. J.-P. Vernant, *Mythe et Pensée chez les Grecs, op. cit.*, p. 158 et *sq.*
3. *Amphi* : autour, *dromos* : course.

\•••

La ronde autour du foyer d'Hestia et le dépôt à terre à l'intérieur du cercle tracé par la course rituelle marquent que l'enfant est issu d'Hestia, du foyer de son père et rattaché à ce dernier. À la fin de la cérémonie, l'enfant est reconnu légitime par son père et on lui donne un nom.

Le geste de Cronos récupérant ses enfants du giron de leur mère pour leur faire prendre racine en lui est ainsi répété, par le père de famille, sous l'égide de sa fille. « C'est par Hestia que la lignée familiale se perpétue et se maintient semblable à elle-même, comme si à chaque génération nouvelle c'était directement "du foyer" que naissaient les enfants légitimes de la maison[1]. »

Apprendre à fermer ses frontières

Au cours de cette fête, on assiste à la seconde naissance de l'enfant, dont la course circulaire autour du foyer d'Hestia est le clou. La venue au monde par les voies naturelles met au monde, mais un monde pour l'instant bien trop vaste pour le nourrisson. Venu au monde par la voie d'Hestia, il naît à son monde à lui, un monde dont il est l'origine et le centre, un monde clos, à sa dimension, dont le périmètre lui est familier. Avant le rite de la circumambulation, l'enfant est encore dans les limbes[2], flottant et indifférencié, il n'est personne. Après la course en cercle qui s'achève aux pieds d'Hestia, quand son père le prend dans ses bras, il est fixé sur son sort et son identité. Issu d'Hestia, il devient quelqu'un en particulier. Cet

---

1. J.-P. Vernant, *Mythe et Pensée chez les Grecs*, *op. cit.*, p. 132.
2. *Limbus* : bordure, frange.

accouchement par le foyer l'enracine dans ses origines, l'attache à la lignée de ses ancêtres, lui donne une place et un nom. Il acquiert une légitimité. Les Grecs soulignent l'importance de cette seconde naissance du giron d'Hestia, permettant à la lignée de se perpétuer dans toute sa pureté.

Le tableau de l'enfant naissant du sein de la vierge, surtout si cette vierge a valeur de foyer, de centre et de nombril, met l'accent sur l'importance de s'implanter en soi, pour donner vie à son originalité. La circumambulation est le mouvement préalable à effectuer avant de se relier à ce foyer d'origine et y avoir une place, un nom et une légitimité. La ronde de l'enfant autour de son foyer dessine d'abord un territoire infranchissable qui est le sien et auquel il appartient. Dans la Grèce ancienne, comme dans d'autres cultures, le cercle tracé borne et protège un lieu qui devient d'autant plus inviolable que l'on en fait plusieurs fois le tour, la spirale maintes fois répétée ayant pour fonction de défendre et de relier étroitement la périphérie au centre du cercle[1].

Lorsque dans les premières années l'enfant ne bénéficie pas de la protection nécessaire pour se concentrer tranquillement sur soi, les éléments de réponse sur sa place et sa légitimité restent brouillés. Jung, enfant, en savait quelque chose, lui qui d'instinct, pour se sortir d'affaire, a saisi son couteau et s'est concentré sur la sculpture de son petit dieu « souffle de vie ». Cette concentration de l'attention

---

1. Paradiso A., « L'Agrégation du nouveau-né au foyer familial : les Amphidromies », in *Dialogues d'histoire ancienne*, 1988, vol. 14, p. 203-218.

sur sa création lui a permis de ramener ses énergies au centre et de faire le vide autour.

Ce souffle de vie est menacé au propre comme au figuré lorsque les circonstances de la vie ont malmené la possibilité d'être à soi-même en paix.

Asseoir sa légitimité

Pierre-Hector[1], depuis l'enfance, avait sorti ses antennes pour capter l'ambiance familiale et agir en conséquence : se mettre à l'abri d'un père caractériel ou correspondre aux valeurs morales de sa mère. À ce jeu, sa finesse de perception de l'autre s'était bien développée, au détriment, évidemment, de sa propre expression. À ce jeu, comme il le remarque un jour, sa respiration est même devenue plus courte au moment de l'expiration, par peur de déranger en émettant quelque chose de lui qui aurait pu être mauvais, autrement dit non conforme à l'attente extérieure. Malgré des études brillantes, au fond, il conservait l'idée que ce qu'il émettait, souffle, idée, opinion ou prise de position n'était pas recevable. Quoi qu'il fasse il avait un doute sur sa légitimité, enviait ceux qui paraissaient sûrs d'eux et, pour remédier à cette incertitude de fond, essayait de se glisser mentalement dans leur peau pour sentir comment c'est à l'intérieur quand on a confiance en soi.

Il était temps pour Pierre-Hector de rentrer dans sa peau, reprendre souffle et renaître d'Hestia. Cette renaissance du corps/foyer d'Hestia peut se faire en refaisant cercle avec son propre corps et en focalisant son attention sur ses sensations. L'investissement du corps, ce bien inaliénable, offre, quand il est habité, la base d'un bien-être et d'une

---

1. Rencontré précédemment (p. 7).

fermeté qui ne dépend que de soi. Cela commence dès la naissance et les enfants qui ont bénéficié au démarrage de circonstances favorables pour baigner dans de bonnes sensations physiques ne connaissent pas leur chance. Ils possèdent une confiance en soi corporelle, base de la confiance en soi tout court.

Un certain temps d'une pratique thérapeutique centrée sur l'image, l'émotion et les sensations[1] remet Pierre-Hector sur cette voie. Il constate en lui l'apparition d'une forme d'assurance physique en même temps qu'une nouvelle impression, celle de loger quelque part : « Dimanche après-midi j'étais seul chez moi, d'habitude le dimanche après-midi seul chez moi, ce n'est pas la joie, mais là j'étais allongé, détendu et tout d'un coup j'ai senti comme c'était agréable d'être dans mon corps, j'étais bien, je n'avais envie de rien d'autre que d'être là dans mon corps... En fait un corps c'est comme une maison, un chez-soi où l'on peut se sentir bien. »

En habitant son corps, on trouve ses limites et à l'intérieur des limites, un logement de premier ordre. À force de se nicher dans son corps en travaillant sur ses sensations, le cercle vertueux d'Hestia avait repris ses droits. Pierre–Hector avait récupéré la jouissance de son corps, son premier titre de propriété.

---

1. Il s'agit de la thérapie EMDR (Eye Movement Desensitization and Reprocessing découverte en 1987 par Francine Shapiro, membre du Mental Research Institute de Palo Alto.
   « L'EMDR permet la remise en route d'un traitement adaptatif naturel d'informations douloureuses bloquées (par exemple après un choc traumatique), la mobilisation de ressources psychiques et la restauration d'une estime de soi déficiente. » Extrait de la présentation de l'EMDR sur le site de l'association EMDR France.

Qui a la jouissance de son corps et n'hésite pas à se concentrer sur son nombril, possède un sacré trésor sous forme d'un ancrage au centre dont l'effet majeur est, comme les Grecs le soupçonnaient en traçant leur cercle, d'empêcher les intrusions et de maintenir entre soi et autrui une distance respectueuse. Voici comment Pierre-Hector décrit la chose :

« C'est plaisant de penser à des sujets embarrassants sans que ma respiration ne soit affectée et sans sentir mon abdomen crispé ; j'ai l'impression que se construit autour de moi une protection autour du buste et de l'abdomen, un espace de liberté où je ne me sens pas affecté. C'est une zone personnelle, cette enveloppe où je me sens fort et bien, c'est nouveau pour moi ; je visualise une enveloppe rouge, incandescente autour de moi, comme un circuit branché qui fait que l'autre ne peut pas pénétrer dans cette zone très personnelle, un peu comme des eaux territoriales de différents pays où, là, c'est chez eux, ils y font ce qu'ils veulent, à la différence des eaux internationales. Je vois des vertus à cette enveloppe dans mon mode de communication avec les autres, je peux maintenant mieux faire passer des idées auprès de mon management. Cette enveloppe donne une certaine assurance, de la conviction et une sorte de légèreté, je suis plus détaché, alors qu'avant je me sentais jugé et j'avais l'appréhension que mon opinion soit idiote. Ce détachement fait que le management peut avoir une opinion différente, cela n'atteint pas cette région, son opinion ne vient pas me pénétrer et créer une angoisse dans le plexus. »

En réintégrant son corps on rentre dans sa peau, libre de s'y mouvoir comme on l'entend. Lorsque l'on est rendu à soi-même, le commerce extérieur et la navigation dans les eaux internationales ne posent plus de problèmes. La sagesse de la déesse vierge, prolongeant celle de son père, n'a d'autre visée que de faire respecter la limite des eaux territoriales du commerce avec soi-même et de la poser en préalable à toute forme de commerce avec l'extérieur.

Cronos était un père avisé, sa fille, Hestia, une sage-femme, avec tous les deux une idée fixe : préserver l'intégrité de chacun, avec un seul moyen, celui de tracer autour une enceinte pour, de là, naître à soi-même.

Et d'abord à son équanimité[1].

Les vertus du juste détachement

Regarder d'un œil égal et sans favoritisme ce qui nous compose ou ce qui nous entoure, donne l'occasion de prendre en compte les choses pour ce qu'elles sont. Dès lors, on est disposé à réserver un accueil attentif et compréhensif à soi-même comme aux autres. Cette disposition se précise au fur et à mesure de l'intégration des différentes parts de soi et amène au moyeu de soi-même. Un endroit plutôt stable et tranquille.

La circumambulation pour développer son équanimité

Chez les Grecs, la circumambulation autour d'un lieu sacré n'a pas pour seule fonction d'empêcher toute pénétration étrangère, elle établit également une forte liaison entre les éléments gravitant à la périphérie du cercle et

•••/

---

1. Étymologiquement, égalité d'âme (*aequus* : égal, *animus* : âme).

144

\•••

son centre[1]. Le lien avec le centre renforce, par la répétition des rondes, l'agrégation entre eux des éléments du pourtour, favorisant la cohérence de l'ensemble.

La spirale se resserrant progressivement jusqu'au foyer, symbolise un mouvement de concentration psychique pour pénétrer les données de notre personnalité, les relier entre elles et les harmoniser. Ce processus d'*intégration*, fondement de la santé mentale selon Siegel, réclame toute notre attention.

Les découvertes en neurosciences sur la plasticité du cerveau montrent que la façon dont nous concentrons notre attention modèle la structure de notre cerveau. En développant la capacité à focaliser son attention sur son monde intérieur, on acquiert un « scalpel » pour sculpter à nouveau nos chemins neuronaux, stimuler la croissance d'aires du cerveau cruciales pour la santé mentale[2].

Nous avons vu comment, au moment de se construire ou de se reconstruire, les enfants, tout comme Jung ou les Pierres et Roses croisés en chemin, se saisissent instinctivement d'un ouvrage sur lequel fixer cette précieuse attention. L'enfant à ses jeux, Jung à sa sculpture, Rose-Léa à son tricotin, Rose-Annabelle absorbée par ses ongles de pied et la jeune fille par l'assemblage des pierres multicolores de son collier rebouclent de cette façon sur eux-mêmes. Tandis que l'extérieur s'estompe, l'attention englobe peu à peu les éléments d'un monde bien à soi, dont le point de ralliement est au cœur.

---

1. Paradiso A., « L'Agrégation du nouveau-né au foyer familial : les Amphidromies », *op. cit.*, p. 205.
2. D. J. Siegel, *Mindsight*, *op. cit.*, p. 39 et *sq.*

En creusant cette veine, Siegel fait de l'attention portée à nos schémas internes un outil pour éclairer les circuits de neurones systématiquement empruntés, générateurs de nos habitudes de pensées, et pour accompagner le cerveau dans son travail de régulation et d'intégration de ces chemins neuronaux. Il pose l'hypothèse que, dans le cerveau comme dans tout système complexe, l'interaction entre eux des éléments de sa composition permet une auto-organisation donnant lieu à plus de cohérence et de flexibilité psychique[1].

The hub of awareness

Rendu attentif à ce qui se passe à l'intérieur, on est en mesure d'établir en soi ce qu'il nomme *the hub of awareness*[2]. Il s'agit d'une plate-forme centrale d'où l'on peut observer avec impartialité et tranquillité d'âme ce qui arrive dans notre périmètre. De ce point de vue détaché, se tenant à égale distance des éléments entrant dans son champ, on peut prendre connaissance des problèmes sans être envahi par eux, voir les choses comme elles sont et non déformées par nos préjugés ou nos attendus.

Une des portes d'accès à ce *hub* est l'attention portée aux sensations, notamment la respiration. L'exercice répété de façon quotidienne de ramener l'attention sur sa respiration donne la possibilité de se réagréger en ce point et d'y reconstituer son égalité d'âme.

---

1. FACES : Flexible, Adaptatif, Cohérent, Énergique, Stable, in D. J. Siegel, *Mindsight*, *op. cit.*, p. 70.
2. *Hub* : moyeu (d'une roue), *aware* : être conscient, au courant.

À une autre séance, Pierre-Hector commence à se rapprocher de ce type d'éprouvé :

« Quand je repense au cercle autour de moi, cela m'apporte du confort et aussi de savoir que je peux me sentir bien par moi-même, ce qui est important, car le fait de m'asseoir sur les jugements de ma mère c'est comme si je m'enlevais un filet de sécurité et je ressens à nouveau une crispation dans l'abdomen. »

En concentrant son attention sur cette crispation lui vient l'idée qu'il peut s'en libérer par le rire. Il se voit sourire à cette idée, se sent sourire. Cette sensation à laquelle il prête attention libère son dos. En même temps que cette sensation de libération au niveau des lombaires, il ressent un sentiment « d'amour-propre » qu'il explique ainsi :

« Je peux aimer et accepter ce que je suis avec mes défauts, l'assumer pleinement et être détaché du jugement des autres par rapport à ces caractéristiques, cela ne m'entrave pas ; toutes ces idées sont associées à un sentiment de plénitude et de joie, je peux apprécier ce qui se passe et je sens un relâchement dans l'abdomen. » À la fin de la séance, il éprouve une sensation globale de bien-être : « Un peu comme si j'étais dans un bain chaud, une bulle juste à ma dimension, un espace dans lequel me mouvoir, sans entraves, mais pas plus grand. »

Prêtant attention à son corps et travaillant avec lui de façon adéquate, Pierre-Hector se recentre, réhabite son enveloppe et retrouve ses dimensions. Regagnant sa bulle, il récupère son « amour-propre », l'acceptation de soi dans son ensemble, avec ses plus et ses moins, sans faire la fine bouche. Le corps ne se fait pas d'idées, il est ce qu'il est, grâce à quoi il n'excède pas son périmètre, ramène à soi comme on est et aux choses comme elles sont. Il purge de l'idée que l'on se fait de soi, apporte une simplicité, une évidence d'être. Rentré dans sa peau, Pierre-Hector s'y sent bien, adhère à lui-même. Ayant trouvé à quoi s'attacher, il n'a plus besoin de filet de sécurité et peut couper le cordon, devenir autonome. En même temps il se prend d'affection pour lui-même.

Devenu familier de soi et considérant les parties de soi d'un œil égal et attentif, un sentiment de bienveillance vis-à-vis de soi-même prend naissance, on devient son « meilleur ami » comme le souligne D. Siegel. Le rattachement à son centre, vierge de préjugés, ouvre à une appréciation de soi sans jugement ni discrimination. Cette capacité d'accueil à soi-même n'est pas sans conséquence, évidemment, sur la façon dont par la suite on accueille l'autre.

Dans le *hub* de Siegel ou le giron d'Hestia on est bien avec soi. On se tient à soi-même sans plus avoir besoin de filet de protection et l'on prend en considération ce qui vient de soi ou du monde avec un détachement non dénué d'intérêt.

Des Amphidromies au rite d'intégration du cycle de vie

La possibilité de vivre tranquillement dans son corps donne un confort et une stabilité foncière qui n'a pas de prix. Être dans son corps comme chez soi est la base inaliénable d'une confiance en son existence, qui ne pose pas de question.

La grossesse, la naissance et la tendre enfance sont des moments clés pour la mise en place de ces bonnes sensations porteuses de bien-être. Le tout-petit est d'abord et avant tout une boule de sensations qui doivent s'intégrer progressivement en un tout cohérent pour faire le lit d'un sentiment de soi cohérent et consistant. La protection de cette boule de sensations est un enjeu majeur pour le bon développement de l'enfant, comme Cronos l'avait parfaitement compris. En avalant ses enfants, il leur offrait un parfait contenant doux, chaud et protecteur où se lover pour jouir d'eux-mêmes sans avoir à répondre de rien. Portés par leur père comme dans un boubou, ils n'avaient qu'à être eux-mêmes. À ce stade-là, il est impératif que le bon à rien d'autre que soi ait la part belle. Seulement les aléas de la vie ne se maîtrisent pas et des traumatismes peuvent mettre à mal ce temps de la vie « en rond ». Qu'il s'agisse d'accidents liés à la grossesse, à la naissance ou aux premiers temps de la vie, de séparation précoce, d'un entourage aux abonnés absents ou agressifs, le résultat est le même : l'enfant ne parvient pas à intégrer les éléments nécessaires à sa sphère de bien-être.

En conséquence, la stabilisation d'une sensation d'unité corporelle et psychique bat de l'aile. Pour faire son chemin à travers ces conditions d'existence, le psychisme de l'enfant et ses circuits de neurones, éminemment adaptables en cette période de formation, se coupent de cet état de relâchement, réceptivité, bien-être corporel, et développent des comportements souvent opposés qui lui permettront de faire face aux circonstances et à l'environnement qui est le sien. L'attention se décentre de soi pour se brancher sur l'extérieur. La rupture du processus d'intégration de cet état du moi précoce crée une faille dans les fondations du psychisme et par la suite une difficulté à concentrer son attention sur soi, à cadrer son énergie et à sentir dans sa moelle qui l'on est au fond. Alors un jour ou l'autre, il faut reprendre l'ouvrage à la base, se pencher à nouveau sur soi et, muni du scalpel de l'attention, établir de nouvelles connexions dans les circuits du cerveau pour réintégrer cet état du moi laissé pour compte dans l'ensemble du psychisme.

C'est ici qu'Hestia, soucieuse comme son père de la tendre enfance, intervient à nouveau. Elle connaît le chemin à suivre pour réparer le dommage, un chemin de renaissance qui ramène aux Amphidromies.

Le Protocole de Naissance au Présent

Le rite de la course de l'enfant porté en rond autour de son foyer avant de l'y déposer semble être au cœur d'une approche thérapeutique récente, l'Intégration du Cycle de Vie de Peggy Pace[1] et plus particulièrement d'un des protocoles que comporte cette pratique, le Protocole de Naissance au Présent. Un protocole permettant de recouvrer une conscience et une confiance de soi que l'on peut qualifier de viscérales, celles-là même dont Cronos cherchait à imprégner ses enfants en les enveloppant dans ses propres viscères.

Le Protocole de Naissance au Présent est utilisé dans le cas de troubles de l'attachement[2] et dans tous les cas où il faut constituer chez la personne qui vient consulter un sentiment de sécurité et de confiance en soi de base. L'exercice consiste à se reconnecter avec son état de nourrisson, son « Moi nouveau-né » selon la formule de Peggy Pace, état dont on s'est coupé pour s'adapter aux événements. Ce qui se passe au cours d'une séance d'ICV rappelle d'une certaine manière le déroulement de la fête des Amphidromies.

•••/

---

1. Lire à ce sujet la traduction en français du livre de P. Pace, *Lifespan Integration, Connecting Ego States Through Time*, Dunod, 2013.
2. Difficultés rencontrées par l'enfant à se relier avec une figure parentale dans la période de 0 à 3 ans.

\•••

Tandis que le thérapeute porte un poupon dans les bras représentant le Moi nouveau-né du client tout en retraçant les étapes de sa vie depuis sa naissance dans la salle d'accouchement jusqu'à son âge actuel, ce dernier, son attention focalisée sur les différents souvenirs de sa « Ligne du temps[1] » revit des états d'être différents à chaque souvenir tandis que, dans son cerveau, tout au long de ce trajet de multiples connexions neuronales se font. Répétée trois fois à chaque séance, la Ligne du temps, en reliant à chaque fois plus fortement des états du moi différents à travers l'espace et le temps, permet la mise en place d'un sentiment de soi plus stable et cohérent, tout en rétablissant le lien autrefois rompu entre le Moi nouveau-né et le Moi adulte ainsi qu'à l'ensemble du psychisme.

Pendant ce travail d'intégration, le thérapeute est « accordé » au Moi nouveau-né qu'il porte dans les bras, cette attitude attentive, contenante et vierge de toute attente est celle-là même dont le nourrisson a besoin pour être lui-même. Au fur et à mesure des séances et de la répétition de son cycle de vie, le client ressent sa partie Moi nouveau-né dans un état de relâchement et de présence tranquille et confiante et son Moi adulte dans un lien d'affection profonde avec son Moi nouveau-né qu'il est alors en mesure d'accueillir et de reconnaître comme sien. Le client, comme le père de famille prenant dans ses bras l'enfant déposé au pied du foyer, est prêt à prendre le poupon que portait jusqu'alors le thérapeute. L'intégration en soi de cette partie autrefois non viable est accomplie.

Voyons comment Pierre-Frédéric a vécu une expérience similaire.

Le plaisir, devenu possible

Après un premier travail thérapeutique en EMDR et malgré les améliorations visibles qui en découlent dans sa vie quotidienne, Pierre-Frédéric a toujours le sentiment de ne pas être reconnu pour ce qu'il est.

---

1. La Ligne du temps est une liste de souvenirs, établie par le client, un ou deux souvenirs par année, à partir de ses trois ans et jusqu'à son âge actuel.

Il se penche alors sur les circonstances de sa venue au monde… Pierre-Frédéric a connu une naissance à haut risque et son entourage a redouté, pendant les trois premières années de sa vie, que son développement ne soit pas normal. Même si tout s'était finalement bien déroulé, l'enfant avait bu l'inquiétude sur son sort avec le lait de sa mère et la crainte de cette dernière de s'attacher à un petit être dont on ne savait pas ce qu'il allait advenir. Pour remédier à cette carence, génératrice du manque de légitimité ressenti, le Protocole de Naissance au Présent paraissait indiqué. D'une certaine façon, l'enfant n'avait pas été intégré au foyer d'Hestia. Plusieurs séances de Protocole de Naissance ont été nécessaires avant que Pierre-Frédéric puisse d'abord se représenter son Moi nouveau-né, ensuite s'y attacher, il ne voyait que du « blanc » à la place. Quand il est parvenu à entrer en relation avec lui, voici ce qu'il en a dit :

« Tout va bien maintenant, tout est dans l'ordre pour que cela aille bien. Il (le Moi nouveau-né) est serein, il sent que l'on s'occupe de lui… Cela vient combler un manque : il est avec moi, il profite du moment présent, c'est nouveau pour moi. J'étais toujours en train de penser : "Qu'est-ce qui va m'arriver ?", alors que là j'ai comme un socle, je peux partir d'une situation qui va bien, là maintenant, pour avancer. Au début, les premières séances, j'ai lutté. Je me disais : "Ne t'attache pas au bébé", cela a fait un blanc, un trou, une mise à l'index, une non-existence et le gouffre entre le présent et le futur… Quand j'ai accepté ma naissance, je l'ai acceptée comme telle, il n'y a plus d'inquiétude, il profite du moment présent sans penser à rien d'autre… Le plaisir est possible, il est là, c'est un état de fait qui m'était jusque-là interdit. Avant je vivais dans un esprit de conquête, je me projetais à l'extérieur. Là, c'est intérieur. Je sens une chaleur interne, un contentement intérieur, une plate-forme solide. »

Il est utile d'interroger les circonstances de la naissance, de la grossesse de la mère et des événements des trois premières années de l'existence, un traumatisme grand ou petit vécu pouvant alors entamer la tranquillité d'être du tout-petit et devenir plus tard source d'appréhension dans la manifestation de soi au monde. Aujourd'hui, il est possible d'y remédier.

Que Cronos avale ses enfants, que le père de famille prenne dans ses bras le bébé déposé aux pieds d'Hestia, que Pierre-Frédéric accepte son Moi nouveau-né et le prenne en compte, il s'agit là d'un seul et même mouvement : la reconnaissance et l'accueil inconditionnel de l'enfant. Reconnu pour ce qu'il est, autorisé à être ce qu'il est, le tout-petit intègre le sentiment de la légitimité de son existence. Sentiment précieux contenant en lui une évidence d'être qui n'a pas prouver sa valeur. Juste à exploiter le filon de sa matière d'être.

Un dernier petit tour

On ne peut clore le cercle d'Hestia sans faire référence à Jung qui a fait de la circumambulation le mouvement psychique par excellence pour vider la conscience de ses idées et opinions toutes faites, se libérer de la domination de l'inconscient et se rendre disponible au flux de la vie et à sa vocation[1]. Voici ce qu'il en dit : « *Psychologiquement cette circulation consisterait à "tourner en cercle autour de soi", ce qui manifestement fait entrer en jeu tous les aspects de la personnalité [...]. Le mouvement circulaire a également la signification morale d'une vivification de toutes les puissances lumineuses et obscures de la nature humaine et donc de tous les opposés psychologiques de quelques natures. Cela n'est autre que la*

---

1. C. G. Jung, *Commentaire sur le mystère de la Fleur d'or*, Albin Michel, 1979, p. 61 et *sq*.

connaissance de soi par incubation. On a une représentation primitive ana-logue dans l'être humain platonicien rond de tous les côtés dans lequel éga-lement les deux sexes sont réunis[1]. »

Comme on l'a vu, la personnification des complexes, et le dialogue avec eux, est une approche efficace pour entrer en contact avec les différentes parts de soi, certaines en pleine lumière, d'autres encore dans l'ombre. Ils sont les membres de notre famille intérieure. L'attention qu'on leur porte, la conscience que l'on acquiert d'eux a comme fonction de les relier entre eux de sorte qu'ils se familiarisent les uns avec les autres et réalisent qu'ils appartiennent à une même entité. Il est vrai que la cohabitation des personnages opposés n'est pas une mince affaire, mais à force de les sonder, le moi conscient finit par tirer son épingle de leur jeu. Il rejoint le *hub* de Siegel d'où il peut organiser plus sereinement leur rencontre et les traiter avec objectivité. La confrontation des points de vue qui s'ensuit donne lieu à des décisions plus complètes et nuancées, évite les actions automatiques ou impulsives et permet à chacun de trouver un champ d'expression adéquat.

Aujourd'hui, de nombreux courants thérapeutiques et de développement personnel travaillent à ce processus d'intégration de la multiplicité qui nous compose et à la gestion de l'interaction de ces différentes parties de soi. Qu'elles soient appelées complexes par Jung, systèmes d'actions avant lui par P. Janet, aujourd'hui sous-personnalité dans le dialogue intérieur et le système familial intérieur, états du moi dans la thérapie des états du moi, partie émotionnelle par l'EMDR, ces

---

1. *Ibid.*, p. 43.

différentes parties de soi doivent être reconnues pour libérer l'individu de leur sujétion, exploiter comme il convient le potentiel qui est le sien sous toutes ses formes et dans toutes ses particularités jusqu'au terme de sa vie. Bien-être, contentement de ce que l'on possède, sentiment de légitimité, satisfaction d'œuvrer à partir de sa place en sont les bénéfices. En possession de ces données de fond, la porte de l'*oïkos* s'ouvre, les enfants de Cronos sont équipés pour sortir dans le monde.

TROISIÈME PARTIE

Au sortir de sa coquille

« *Signes des dix mille façons d'être en équilibre dans ce monde*
mouvant qui se rit de l'adaptation.
Signes surtout pour retirer son être du piège de la langue des autres […]
signes non comme on copie mais comme on pilote ou,
fonçant inconscient, comme on est piloté.
Signes non pour être complet, non pour conjuguer mais
pour être fidèle à son transitoire
Signes pour retrouver le don de langues la sienne au moins,
que, sinon soi, qui la parlera ?
[…] Faute d'aura, au moins éparpillons nos effluves. »

H. Michaux, *Face aux verrous, Mouvements*

À chacun son parfum

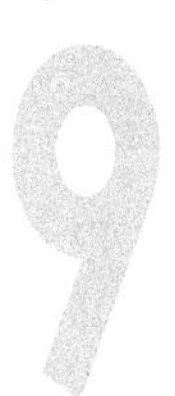

Dans le temps de l'enveloppement on fait son miel de soi, à la sortie on en restitue le suc, dont la composition devient un signe distinctif. Cronos et Jung, après s'être attachés à eux-mêmes pendant de longues années, ont découvert ce qu'ils recelaient au fond, Cronos un sentiment de contentement, Jung, son mythe et sa vocation. C'est qu'à force de faire le tour de soi on finit par être au parfum de ce que l'on a de rare et ainsi créer son style.

Cronos le Bienheureux

Le moment venu, Cronos délivré de ses chaînes est envoyé dans le Latium, une contrée perdue où il vit encore quelque temps, retiré au fond d'un arbre creux pour ensuite finir sa vie dans les îles Bienheureuses : c'est l'Âge d'or de Cronos. Hésiode raconte que sous son règne les habitants vivent « contents et tranquilles[1] ».

•••/

---

1. Hésiode, *Théogonie, op. cit.*, p. 90.

\•••

Satisfaits de ce qui leur est accordé, ils ne connaissent ni le désir insatiable *koros* ni la jalousie *zelos* qui engendrent la démesure *ubris*, et jouissent paisiblement de la vie.

L'état d'esprit des habitants de l'île est le reflet de l'état d'âme de celui qui les gouverne. État d'être content déjà avec soi-même, réalisé pendant son séjour au Tartare, dont il fait dans la dernière partie de son existence un art de vivre en paix avec soi et les autres. Trouver sa suffisance dans son lot, explorer de fond en comble l'intérieur de son périmètre est le secret et la vertu ultime que Cronos est allé chercher dans ses entrailles et qu'il recommande comme étape indispensable à ceux qui sont en quête de ce qui leur appartient.

Comme le laboureur de la fable[1], Cronos sait l'importance de cultiver ce qui est donné à chacun en héritage et qu'à force de remuer son champ on trouve le trésor qui est caché dedans. Le contentement que l'on y gagne tient à ce que l'on n'a pas à chercher bien loin, et que ce sur quoi l'on met la main est à notre dimension et nous va comme un gant.

« Avec ma petite musique cela me suffit », dit un jour Rose-Blanche, constatant qu'en écoutant une chanson qu'elle aime, elle se sent bien et n'a pas envie d'autre chose, elle qui jusqu'à présent, comme nous l'avons vu plus haut, n'en avait jamais assez, au point d'en avoir la nausée.

---

1. J. de La Fontaine, *Le Laboureur et ses enfants*, in *Fables*, Jules Tallandier, 1904, p. 111.

Ramené à nos proportions, on discerne ce qui convient au fond pour être heureux dans l'existence. Une fois que l'on a trouvé ce logement de la taille d'un « sam'suffit », on n'est plus jamais tenté de regarder dans l'assiette du voisin, ni de vouloir décrocher la lune. Devenu quelqu'un, muni du signe distinctif de ce qui nous appartient, on ne court plus après tout, car on tient à soi.

Jung et ses petits ronds

On a vu Jung retourner en enfance pour trouver son mythe et réouvrir ainsi la voie menant à l'inconscient, rencontrer les grandes figures qui s'y sont présentées. Sur la bonne voie mais nullement au bout de ses découvertes, un dernier geste lui restait à faire, un geste de la main.

Un jour, pendant qu'il était en garnison à Château d'Oex, effectuant sa période militaire, Jung habitué maintenant à faire « ce qui lui vient à l'esprit » se met à dessiner avec obstination de petits ronds, simple expression de sa disposition du moment. On ne fait pas plus borné. *« Là-bas, tous les matins, j'esquissais dans un carnet un petit dessin en forme de rond, un mandala qui semblait correspondre à ma situation intérieure[1]. »* Il a beau se poser des questions sur ce qu'il fait, rien n'est clair, il ne sait pas où cela mène, mais il le fait. Abandonnant toute perspective, inlassablement il trace des ronds et se laisse faire. Confiant comme l'enfant qui se livre à ses jeux sans en connaître la fin et déploie ce qui y était lové, Jung laisse aller son geste et le répète.

---

1. C. G. Jung, *Ma vie, op. cit.*, p. 207.

À nouveau, comme à chaque fois, en prêtant la main à ce qui lui vient et en s'y donnant régulièrement, il découvre le développement circulaire de l'individu vers le Soi. Le Soi, centre de la personnalité totale consciente et inconsciente dans lequel se réalise l'unification progressive de tous les éléments, y compris les plus divergents du psychisme.

« On peut difficilement se défendre de l'impression que le processus inconscient se meut en spirale autour d'un centre, en s'en rapprochant lentement, tandis que les caractéristiques du centre se dessinent avec de plus en plus de clarté. Peut-être pourrait-on dire aussi, en renversant les choses, que le centre – inconnaissable en soi – agit comme un aimant sur les matériaux et les processus disparates de l'inconscient et qu'il les capture peu à peu comme dans un réseau cristallin[1]. »

Ce mouvement de spirale, ce processus d'individuation, tel que le nomme Jung, vise à réaliser l'ensemble du potentiel conscient et inconscient que l'on porte en soi. L'actualisation progressive de ce que l'on recèle relève d'un devoir d'accomplissement sur cette terre. Ce faisant, on y gagne sa vie et l'on y trouve un sens : *« Car toute vie est liée à des porteurs et des réalisateurs individuels et est absolument inconcevable sans eux. Mais chaque porteur reçoit aussi une destinée et une spécificité qui lui sont propres, et ce n'est que leur réalisation qui confère un sens à l'existence[2]. »*

---

1. C. G. Jung, *Psychologie et Alchimie*, Buchet/Chastel, 1995, p. 285.
2. *Ibid.*, p. 291.

Désormais en possession de son mythe, Jung consacre sa vie à expliquer l'art et la manière pour chacun de trouver le sien. Il se voue au *service de l'âme*. Si le mouvement en spirale pour y accéder est commun à tous, cependant, à chacun son mythe et sa question de fond : « *Ce spectacle est mon spectacle, non pas votre spectacle. C'est mon secret, non le vôtre. Vous ne pouvez pas m'imiter. Mon secret reste vierge et mes mystères sont inviolés, ils m'appartiennent et ne pourront jamais vous appartenir, vous avez ce qui est vôtre*[1]. »

Une bonne façon de percer le secret de sa composition est de se mettre « au parfum[2] » de soi-même.

La dame au parfum

Mathilde L. est créatrice de parfums sur mesure. Son métier la passionne, elle le fait avec un certain état d'esprit. Voici quelques passages d'une interview réalisée avec elle :

« *[…] Pour créer un parfum unique, je reçois la personne au cours d'un premier entretien de 2/3 heures où elle m'emmène me promener dans son univers olfactif. Une visite dans l'intérieur olfactif de soi-même. Il me faut tout ce qu'elle sent dans sa vie quotidienne, du passé au présent, toutes les odeurs aimées ou détestées sans savoir pourquoi, celles qui sont des grands chocs comme celles qui correspondent aux habitudes. Je veux avoir toutes les odeurs. Pour cela, il faut vraiment se départir des clivages […] être capable de raconter tout, même s'il y a des odeurs qui sentent mauvais, tout, même*

---

1. C. G. Jung, *Le Livre rouge*, *op. cit.*, p. 204-205.
2. Être au parfum : être informé d'une chose plus ou moins secrète ou cachée des autres, in *Dictionnaire des Expressions et Locutions*, coll. « Les usuels », Le Robert, 1985, p. 681.

les odeurs de biquette ou celles qui sentent un peu en dessous de la ceinture, à connotations sexuelles ou animales. Il s'agit de faire un tour exhaustif du panorama olfactif de la vie d'une personne.

[…] La promenade olfactive, où l'on travaille à partir des odeurs les plus importantes, est le voyage d'une vie, voyage d'un endroit aimé à un autre endroit aimé ; on est dans cette voiture, il fait nuit, on sent le cuir, on y est bien, on est parfumé de là où on vient et on anticipe l'odeur de là où on va : odeur de bois, de feu de cheminée, de bon vin. L'idée c'est cela, inclure tous les moments chers à une personne dans un parfum, on en revient à cette idée de moments. Ce n'est pas seulement de l'artisanat, exécuter un travail pour un tapis ou un tableau, c'est comprendre, chercher, associer, rendre les choses esthétiques, en avoir la vision. Vision qui réunit et inclut d'une certaine façon, et ainsi apporte la note moderne et personnelle. Assembler des odeurs et mettre de l'innovation.

[…] Ensuite je présente à la personne des accords que j'ai mis en place et j'observe ce qui parle le plus à ses émotions, ce qui la touche le plus. On est dans le choc olfactif, dans la rencontre. Il se passe quelque chose de très fort au moment de la découverte, plus fort que le premier rendez-vous. Là, il se passe un truc. Comme je choisis la composition la plus affective, il y a une sorte de coup de foudre, de rencontre amoureuse (avec soi-même). […] Là, je touche quelque chose. Cela me fait des frissons partout. Quand un jour, une femme m'a dit "Ça, c'est ma jungle !" ou récemment, un homme quand il a dit : "Ah ! C'est bien, c'est bien, c'est ça, c'est ça ! Vous avez bien su m'écouter", ça, c'est un grand moment pour moi. Oui, et même là, quand je vous le raconte, ça me fait des frissons. C'est la sensation d'avoir eu une communication au-delà du verbal, une communication verbale non pirandellienne. Pirandello dit que même si on se parle, on ne se comprend jamais, car on est tellement toujours soi, dans sa vision. Alors que peut-être là, quand on *arrive à faire quelque chose qui fonctionne, c'est exceptionnel, on est arrivé à déjouer cette impossibilité.*

Le frisson c'est le plaisir de faire plaisir et le plaisir d'avoir compris[1]*. »*

L'assemblage de toutes les odeurs, sans exception, d'une vie vécue dans ce qu'elle a de plus intime et de plus quotidien est la condition pour créer ce parfum unique dont une seule émanation cause un choc à son propriétaire. La respiration de l'extrait de tout ce que l'on est procure une émotion sans nom, juste une exclamation « C'est ça ! C'est moi, c'est bien moi ! » et un grand frisson. En ce point d'exclamation et de frisson, une révélation, la révélation de soi au grand complet et de surcroît dans ce que l'on a de plus intime. Et voilà qu'il est donné, là, tout à coup de le respirer, et, du même coup, le reconnaître comme sien indiscutablement, indubitablement sien. Ce parfum qui nous revient, les retrouvailles auxquelles il convie donnent l'envie de s'étreindre avec effusion, tellement cet accord enfin trouvé avec soi, dans sa totalité, est un grand bonheur.

Un parfum de reconnaissance

Il s'accompagne aussi d'une autre reconnaissance, celle d'avoir été « compris » au sens étymologique du terme, saisi ensemble, embrassé, enfermé par quelqu'un. La ronde des odeurs personnelles dans laquelle la dame au parfum convie à entrer et à ne pas sortir, sa capacité à rester vierge de toute intention pendant que s'effectue le travail de liaison, sont les conditions nécessaires d'une telle compréhension.

---

1. Interview réalisée en collaboration avec C. Bachelard, « La quintessence : propos entrecroisés » in *Cahiers jungiens de psychanalyse, Senteurs et saveurs, op. cit.*

Avoir été perçu comme on est, sans distorsion, et rendu à soi-même de la même façon, double la satisfaction.

Cronos, Hestia, le maître de chai, la dame au parfum, Jung et Siegel et plus largement toute personne dont le métier est de participer à la production d'une essence rare, offrent un contenant de même tonneau, l'accueil sans condition des ingrédients servant à cette composition pour un assemblage sans pareil. Avec la perspective que chacun, en possession de sa formule secrète, s'ouvre à la rencontre et partage ce qu'il en émane avec la communauté à laquelle il appartient.

Diffuser ce qui est sien

Tandis que Cronos s'installe dans les îles Bienheureuses et règne sur un peuple content de son sort, que Jung fait œuvre de transmission au service de l'âme, Siegel explique comment : tout en tenant à ce que l'on est, on élargit sa sphère et on entre en résonance avec l'environnement. Quant à Hestia, elle sort de sa clôture, laissant entrevoir une ouverture qui va bien au-delà de soi.

Comme une transpiration

L'art de la dame au parfum est comparable à celui que l'on développe en faisant, comme elle le recommande pour les odeurs, le tour exhaustif des facettes de soi-même, toutes les facettes y compris celles au-dessous de la ceinture ou qui ont une odeur de biquette. Celles-là sont les plus difficiles à récupérer et à faire entrer dans la sphère de ce qui nous appartient car elles sont au départ confondues et projetées à l'extérieur. Ce n'est certainement pas nous qui sentons la biquette, c'est l'autre. En reprenant à son compte les parties de soi attribuées aux autres, nous sortons de nos certitudes, complétons notre collection et nos titres de propriété et purgeons nos relations de nos états d'être personnels et de nos préjugés. Ce préalable est indispensable à un échange de qualité. Sorti de cet imbroglio, la rencontre avec l'autre retrouve une sorte de virginité et la possibilité de communiquer plus distinctement, en sachant qui est qui.

Le tyran domestique

Pierre-Régis a un ennemi juré, son patron qui, dit-il, ne lui laisse pas de répit et le reprend sans arrêt sur des détails. Il se sent épuisé par cette pression constante, se croit victime de harcèlement et vient consulter. Au cours de l'entretien, on entend par moments une tonalité assez dure et coupante dans sa voix. Son thérapeute attire son attention sur cela et, à la question de savoir s'il ne ressent pas parfois en lui une partie à l'image de ce ton de voix, il acquiesce en disant que c'est une partie qu'il ressent froide et souvent critique tant vis-à-vis de lui que du monde extérieur avec quelque chose de métallique, « comme une herse[1] », dit-il.

En creusant la question aux séances suivantes, se présente à lui un personnage à la personnalité de fer, pour lors, beaucoup plus tyrannique que son patron. Un travail de dialogue et de négociation avec ce personnage pour comprendre sa raison d'être dans l'ensemble de la personnalité de Pierre-Régis s'ensuit. Maintenant plus occupé à « dresser un autel » à son personnage intérieur qu'à son patron, il s'aperçoit que la relation avec ce dernier se détend. Déjà il ne le voit plus du même œil et surtout, bien moins redoutable qu'avant... Pour la bonne raison qu'il ne projette plus sur lui la figure de son tyran domestique dont la présence cesse de hanter leur relation. L'homme de fer avec lequel il commence à tisser des liens de familiarité, se

---

1. Harceler a pour étymologie le mot *herse*.

sentant davantage intégré et reconnu, se fait plus nuancé dans ses exigences. Lorsque l'animosité empoisonne la relation, on aurait avantage à revenir à soi, à interroger son âme.

La réintégration progressive en soi des éléments de sa personnalité force à l'objectivité. La prise en compte de ce petit monde bigarré émousse l'absolu des certitudes et porte à une vision plus nuancée car plus complète de soi-même et du reste. La tenue ensemble de ces contradictions, qui ne va pas sans friction, empêche l'adhésion pleine et entière à telle ou telle des parties en conflit, et donne l'occasion de prendre ses distances pour plus de neutralité. De cette place un peu détachée, mais non indifférente, on peut embrasser sans prendre parti les frictions internes engendrées par la cohabitation de cette diversité. Le tout étant de tenir bon pour que chacun des membres puisse exprimer son point de vue et que de ce huis clos sorte une solution d'ensemble.

Les bénéfices d'une intégration réussie

Siegel[1] mentionne trois niveaux d'intégration des différentes parties de soi et le bénéfice que l'on en tire. D'abord l'acceptation de l'hétérogénéité de la personnalité et le travail de collaboration entre ses différents états sont une clé du bien-être. Ensuite la mise en place d'une réflexion d'ensemble génère un mode d'action plus cohérent et durable. Chaque partie concernée ayant eu part à la discussion. Enfin, le sentiment de soi et de son originalité, acquis en travaillant à l'unité d'une telle diversité, fait que l'on peut s'intégrer

---

1. D. J. Siegel, *Mindsight*, *op. cit.*, p. 202-203.

à la communauté sans craindre de s'y confondre. Siegel[1] souligne que le *mindsight* développé pour voir clair en soi est à l'opposé d'une contemplation stérile de son nombril. Tout au contraire, il approfondit le besoin de partager le produit de cette compréhension avec les autres et élargit le cercle de ce qui nous concerne. En bref, plus on intègre des aspects de soi, plus le sens de l'identité se développe, plus aux frontières de soi quelque chose de sa composition intime « transpire », le « moi je » au fond de soi s'ouvre au « nous autres ». Comme une émanation, comme on ouvre un flacon.

« [...] Moi je veux que le parfum corresponde à la personne, qu'il soit sa vérité.

Le parfum sur mesure est la traduction olfactive de la personnalité, de son plaisir personnel [...].

Oui le goût personnel, celui qui dit c'est à moi, ça me fait plaisir à moi. Là, on va créer quelque chose d'unique. Le parfum naît unique à la condition qu'il soit composé de choses qui ne sont pas les mêmes que celles des autres. Ainsi, on crée son style. Le parfum sur mesure complète l'allure, donne une aura olfactive, un supplément d'âme, un rayonnement. Grâce à son parfum, une personne peut rencontrer quelqu'un, quelqu'un qui va aimer son parfum et là, être en totale communion avec elle[2]. »

Émanation, transpiration, communion, un dernier tour du côté d'Hestia pour comprendre sa position sur le sujet s'impose. Pour elle il n'y a pas de fumée (ni de fumet) sans feu.

---

1. *Ibid.*, p. 256-257.
2. Suite de l'extrait de l'interview de Mathilde.

Il n'y a pas de fumée sans feu

Si le foyer/*omphalos*[1] d'Hestia appelle le mouvement circulaire bouclé, il ouvre en même temps sur une verticalité. L'*omphalos* enracine et fixe au centre et à la terre, créant un passage et un lien avec le monde souterrain tandis que la volute de fumée qui s'élève en colonne par le toit, établit un contact avec le ciel. Platon rapproche la figure circulaire, immobile, centrale et verticale d'Hestia de celle d'Ananké, déesse filandière de la Nécessité trônant au centre de l'univers avec à la main son fuseau dressé verticalement.

Le mouvement du fuseau organise la rotation des sphères autour de l'axe fixe qui, du ciel à la terre, unit le cosmos. L'axe central sur lequel s'enroule la laine, la fumée ou les sphères n'est pas visible et pourtant tout tourne autour. Le fuseau d'Ananké ou les volutes de fumée du foyer d'Hestia génèrent ce mouvement en spirale semblable au tracé du chemin emprunté par celui qui fait l'expérience du processus d'individuation[2], de la tête aux pieds, puis de fond en comble jusqu'à l'ouverture par le haut. Fiché au plus profond de soi, ancré dans son foyer d'origine, l'individu devient le canal par lequel s'exhale en volutes la part de lui-même qui appartient aux dieux, faisant ainsi de sa vie une nécessité première.

La routine en vase clos permet de pénétrer le goût essentiel de la maison à laquelle on appartient, le parfum unique qui est le sien, et de s'en imprégner. La saveur qui s'y développe tient de l'intime, de l'essentiel et de l'accord avec soi-même. Au foyer ainsi créé et par soi animé on se sent viscéralement lié. La répétition des rondes, l'enroulement inlassable génèrent ancrage, sentiment d'identité, centration sur son lot, instinct de propriété et goût de soi.

Fort bien mais ensuite qu'en faire ?

---

1. Extrait de l'article « Le contenu de l'image » in *Cahiers jungiens de psychanalyse, Manger les images, op. cit.*
2. Processus portant à réaliser entièrement ce que l'on est.

Siegel parle de la transpiration d'une identité bien intégrée, la dame au parfum d'un rayonnement pour une rencontre de l'ordre de la communion, le maître de chai de la quête du Graal et de la Grande Référence. Hestia, quant à elle, ne voit qu'une seule issue : l'ouverture par le haut. Au-delà de la clôture qu'elle manifeste ouvertement, on trouve, caché à la racine de son nom même, un mouvement de sortie.

Être et aller

L'étymologie du nom d'Hestia, *ousia*, est double : elle signifie *être* et *aller* et indique la façon dont la déesse fixe puis engendre le mouvement. Une fois fixé sur l'essence de sa nature foncière, il est temps de se mettre en mouvement. Une fois l'être cerné, la raison d'être peut seule indiquer la direction à prendre, car maintenant l'*ousia* dans son sens second, aller, incite à prendre la route.

Cette raison d'être, indispensable pour rejoindre l'espace du commerce extérieur propre à Hermès, dieu des Voyageurs et opposé d'Hestia, on la trouve dans la fumée des offrandes qui s'élève du foyer en volutes jusqu'à la lucarne ouverte dans le toit. L'ouverture par le haut permet à ce qui s'est concocté au centre de ne pas s'éparpiller aux quatre vents mais de monter en colonne vers le ciel et de s'orienter vers un but qui va bien au-delà de soi. La présence des dieux, la transcendance, donnent un sens à la flamme allumée sur l'autel domestique et un motif à l'encens et aux offrandes qui montent des demeures terrestres.

Cette colonne de fumée qui sort du toit est présente dès l'enfance. Souvenez-vous, elle se manifeste sur le papier quand l'enfant la

172

dessine sortant de la cheminée. Signe, dans cet espace bien à lui qu'il se construit, d'un foyer vivant et de la présence d'une flamme entretenue secrètement avec le ciel. La transcendance rejoint l'enfance[1], il lui faut un cœur pur et simple pour s'incarner. L'enfant spontanément répond présent à cette attente. Grâce à sa fraîcheur d'âme il suit l'inspiration du moment, saisit l'occasion qui passe pour *faire simplement ce qui vient à l'esprit.*

L'Esprit accueilli dans un tel réceptacle donne un sens à l'existence. Pour *aller* sans se disperser à tout vent et répondre à sa vocation on a besoin de son cœur d'enfant. La relation à soi et aux autres, purgée des préjugés qui distordent la vision, l'esprit vidé de toute attente et projection, on redevient présent à soi et au monde, tels quels. On retrouve cette âme enfantine qui sait se faire page blanche pour que s'inscrive ce qui vient de l'Esprit. Puis lui prêter main forte et le faire exister.

« *In a hole, in the ground lived a hobbit*[2]. » Sur une copie rendue blanche par un de ses élèves, Tolkien se surprend à inscrire cette phrase venue d'ailleurs. En s'attachant à la continuer pour distraire ses enfants, « son œuvre-monde[3] » prend corps. On connaît la suite avec l'anneau à la clé et les heures de travail que cela a demandées.

---

1. Évangile des Béatitudes : « Heureux les cœurs purs, le royaume des cieux est à eux. Heureux les simples d'esprits, ils verront Dieu. »
2. « Au fond d'un trou vivait un hobbit », première phrase du livre de J.R.Tolkien, *The Hobbit*, Harper Collins Children's Book, 2012.
3. A. Brocas, « Tolkien, l'œuvre-monde », *Le Magazine littéraire*, janvier 2013, p. 44 et *sq.*

Ainsi rendu frais et bien disposé, un monde neuf s'ouvre à soi. Vierge de l'idée que l'on s'en fait, il est à même de révéler son contenu, un contenu auquel on ne s'attend pas et qui rend attentif. Un monde comme un partenaire qui a des choses à dire, des révélations à faire dans la mesure où l'on ne le considère pas comme allant de soi. En tout cas, pas uniquement de soi. C'est alors qu'il se découvre à soi de façon étonnante, c'est alors qu'il vient à notre rencontre par un concours de circonstances qui a parfois tout de l'opération du Saint-Esprit veillant à notre accomplissement.

Avec le concours des circonstances

En se mettant à l'écoute des personnages issus de l'inconscient, Jung s'était rendu compte que ceux-ci détenaient un savoir différent du sien. Ce savoir plus vaste que le nôtre fournit des indications précieuses sur la voie de notre réalisation. Il émane de l'intérieur mais nous « arrive » aussi de l'extérieur, par le biais des circonstances. Prêter attention et composer avec ces indications, venues de part et d'autre, donne la possibilité d'aller, en se sentant bien bordé des deux côtés.

On est habitué à l'idée que les dieux parlent à soi en secret, on est moins habitué à les rencontrer au détour de la vie ordinaire.

La nécessité d'« être ce pour quoi on a été couronné »

Cette formule de James Hillman[1] reprend l'idée, au cœur de toute l'œuvre de Jung, de la nécessité impérieuse d'accomplir le destin spécifique que chacun porte en soi. Cette destinée, fixée par Ananké la grande déesse de la Nécessité, peut être vécue différemment selon que l'on subit sa loi sans rien y comprendre ou qu'on l'accompagne les yeux ouverts. Dans le premier cas, on a l'impression d'être pris au collet[2]. Étranglé par les événements, on se débat comme un beau diable, on passe son temps à dire qu'« On n'a pas le choix » et l'on ne pense plus sa vie qu'en termes de « contraintes ». On la vit alors de mauvaise grâce. Dans le second, comme on ouvre les yeux sur soi et ce qu'il est donné de faire dans le cadre qui est le sien, on finit par percevoir le sens de cette destinée à accomplir. Comme une destination qui appelle de loin et vers laquelle on se dirige le cœur battant, tel l'explorateur pénétré du sentiment d'être le seul à pouvoir la découvrir. Le sens de sa vocation se précise avec celui de son élection, pour remplir la tâche qui est confiée. On vit alors sa vie comme une grâce.

Lorsque l'on accepte d'œuvrer à l'intérieur de sa nature foncière et que l'on renonce à l'idée que l'on peut tout être ou faire, la perspective s'ouvre, en même temps qu'un lien se tisse avec une entité plus large. Au lieu de se sentir étranglé, on se sent couronné, reconnu capable et même choisi pour œuvrer à un ensemble plus vaste et fier d'être l'agent de cette contribution unique. L'âme reliée à son destin spécifique, à sa cause première, n'est plus en peine. En répondant à l'appel d'Ananké, à la nécessité impérieuse d'être très précisément

---

1. J. Hillman, *Le Polythéisme de l'âme, op. cit.*, p. 83–84.
2. La racine du nom d'Ananké, *hnk.* évoque l'idée d'un rétrécissement avec les significations de gorge et étroit, resserrer autour du cou, entourer, étrangler, collier, chaîne et joug évoquant un pouvoir auquel on ne peut échapper (in J. Hillman, *Le Polythéisme de l'âme, op. cit.*, p. 74).

soi à sa juste place, alors, pour Siegel, l'individu se sent faire partie de la communauté, le « moi » a rejoint le « nous ». Pour Jung, le moi coopère avec le Soi dans « une nécessité toute pleine d'amour[1] » et l'homme s'intègre à la création de façon sensée. Siegel qualifie le bien-être et la joie qui en découlent d'*eudaemonia*[2], définition pour les Grecs d'un bonheur qui n'est pas loin du contentement des habitants des îles Bienheureuses.

Garder les yeux ouverts pour être soi

Pour l'un comme pour l'autre, le lien avec la dimension collective et spirituelle de la vie suppose le détachement de ses présupposés afin que la rencontre avec l'autre soit un objet de réflexion et de considération et non d'exclusion pour cause de non-conformité avec nos schémas de pensée. Chacun s'accordant à dire que la seule façon de se libérer de l'aveuglement et de la sujétion dans lesquels nos schémas habituels nous tiennent est de voir clair en soi « *[…] Se donner soi-même comme la tâche la plus sérieuse et de toujours rester conscient de ce que l'on fait, de le garder sous les yeux quel que soit son aspect douteux vraiment c'est là une tâche qui vous prend jusqu'aux moelles*[3] ».

Devenir conscient de ses habitudes de faire et de penser est la première vocation à laquelle répondre. Comme la tâche est ardue et que l'on ne sait comment s'y prendre, la vie tente de les enrayer en se mettant en travers de leur chemin. Stoppé dans son élan, on commence à réfléchir.

---

1. C. G. Jung, *Commentaire sur le mystère de la Fleur d'or, op. cit.*, p. 72.
2. *L'eudémonie* correspond au bonheur terrestre, un bonheur reposant sur la prospérité et la tempérance.
3. C. G. Jung, *L'Âme et la Vie*, Buchet/Chastel, 1963, p. 409.

Décrypter pour trouver l'équilibre

Pierre-Xavier entreprend un coaching parce qu'il trouve sa situation professionnelle insupportable. Il se sent cerné et se débat à l'intérieur d'un cercle qui se resserre comme un piège. Plus il se récrie et se débat, plus les circonstances le pressent. Il est aux prises avec Ananké et quand on est aux prises avec cette déesse impérieuse, il s'agit d'ouvrir les yeux sur la situation qui se présente et d'en comprendre la nécessité.

Dans les faits, il lui est demandé d'accomplir un certain nombre de tâches administratives pour rendre compte de son travail, de façon précise, claire et documentée. Or, jusqu'à présent, Pierre-Xavier s'est développé sur le mode de l'électron libre menant les choses à sa façon, un peu débordante, sans trop se soucier de mettre son entourage dans la boucle, et ce avec une certaine réussite, grâce à ses idées innovantes bien qu'un peu foisonnantes, son énergie et sa débrouillardise. Persuadé que c'est la seule bonne manière d'opérer, il n'a pas régulé ce mode de fonctionnement devenu excessif et pénalisant pour son entourage et une autre partie de lui-même, insécurisée par la dispersion générée. Partie visualisée comme un enfant errant sur une route.

L'analyse de ses réalisations et de son comportement professionnels ayant mis au jour le systématisme de ce mode de fonctionnement, il commence à comprendre la nécessité de la demande qui lui est faite, se sent mieux disposé à la prendre différemment. Il va lui falloir travailler d'arrache-pied pour calmer son côté électron libre et donner plus de place à la partie, en lui, qui voit dans les tâches administratives un terrain sûr et une routine pour se stabiliser et se sentir bordé.

Quand on est coincé par des événements qui se resserrent autour de soi, pas question de se débattre ou de vouer l'entourage aux gémonies mais de se poser la question « En quoi est-ce nécessaire ? » pour comprendre le dessein d'Ananké et l'accompagner en connaissance de cause.

L'étroitesse du cercle qu'Ananké pose sur la destinée de chacun a un but bien précis : obliger à creuser dans ce qui est nôtre sans piocher à côté. En suivant cette veine, on serre son destin et on va à l'essentiel. Ananké et Hestia sont proches dans l'imaginaire des Grecs, parce que l'une comme l'autre maintiennent leur cercle hermétiquement fermé, pressant chacun de suivre la spirale descendant dans les entrailles de sa terre pour mieux le relier à son ciel. Le chemin qui conduit vers le haut passe par en bas, le sentiment de l'illimité se découvre dans l'acceptation de ses limites :

« À une époque qui est exclusivement orientée vers l'élargissement de l'espace vital ainsi que vers l'accroissement, à tout prix, du savoir rationnel, la suprême exigence est d'être conscient de son unicité et de sa limitation. Or, unicité et limitation sont synonymes. Sans conscience de celles-ci, il ne saurait y avoir perception de l'illimité et conséquemment aucune prise de conscience de l'infini mais simplement une identification totalement illusoire à l'illimité qui se manifeste dans l'illusion des grands nombres et la revendication sans bornes des pouvoirs politiques[1]. »

Plus l'homme répond à sa vocation première en devenant conscient de sa nature foncière, plus il est à même de répondre à sa vocation dernière. De la sorte, il prête main-forte au destin et à la vie qui lui font signe d'en haut et de loin pour qu'il ne perde pas le pressentiment du but à atteindre. Sachant qu'il est aussi accompagné au jour le jour s'il veut bien regarder de près ce qui lui arrive.

---

1. C. G. Jung, *Ma vie, op. cit.*, p. 370.

Changer de regard pour une nouvelle perspective

La vie est bonne fille. Elle passe son temps à nous faire signe que ce soit de l'intérieur, par les rêves qui viennent compenser le systématisme de nos comportements, ou de l'extérieur, par les événements que l'on rencontre. En fait, on est assez bien canalisés par ces indications qui viennent des deux côtés et se répondent. Il n'est pas toujours facile de se souvenir de ses rêves et de les analyser, en revanche on peut toujours observer ce qui se passe dans sa vie pour se situer puis s'orienter.

Le regard nécessaire à cette opération est bien décrit dans l'hexagramme 20 « Regarder » du *Yi King* : « *Un regard véritable constitue un dépouillement, au sens propre du terme, une purification des regards répétitifs et approximatifs qui émoussent l'acuité de l'esprit.* » En remettant en jeu sa manière habituelle de considérer les êtres et les situations, on rencontre l'existence dans un esprit de découverte, ouvert à l'information qui se présente pour en comprendre le sens. Cette purification s'obtient en intégrant des parts de soi contraires à nos certitudes premières.

Se positionner en connaissance de cause

Quand Pierre-Xavier a réalisé que son « électron libre » avait laissé sur le bord du chemin un petit garçon pas rassuré du tout par les débordements du premier, aimant la routine et les choses très précises pour se sentir bien, sa vision de la situation s'est enrichie de ce complément d'information. Aussi, il a pu aborder avec un autre état d'esprit l'entretien avec son collègue des services administratifs pour faire le point. Au cours de la rencontre, Pierre-Xavier, averti de la double présence de l'électron libre qui grinçait encore un peu des dents et de l'enfant qui poussait un soupir de soulagement en entendant les rectifications à apporter à son travail, a pu faire la part des choses et mieux comprendre le bien-fondé, pour lui comme pour l'environnement, d'un réaménagement de sa manière de faire. De surcroît, ne voyant plus son collègue du même œil, celui-ci, arrivé sur la défensive, a pu également se détendre et l'entretien se dérouler sans animosité.

Le point de vue élargi desserre notre abord. Il crée une ouverture permettant un échange sans passion où les protagonistes s'expriment librement dans la mesure où ils ne se sentent pas attendus et donc pas enfermés dans des présupposés. La prise en compte de son folklore personnel fait voler en éclats les attendus sur soi et par ricochet sur les autres et ce qui nous arrive. Lorsque l'on cesse d'anticiper les événements en fonction de nos expériences passées, on dé-couvre le monde qui, n'allant plus de soi, peut aller de lui-même et faire entendre sa petite musique à lui. Dès lors, on assiste à la rencontre de deux mondes qui ont chacun des choses bien particulières à se dire.

Ce n'est pas pour autant la porte ouverte à la cacophonie car ce n'est pas tout le monde qui arrive avec sa petite musique, c'est précisément cette toute petite parcelle du monde qui m'arrive à moi et non pas au voisin. Quand on a appris à regarder dans son assiette, on fait attention aux plats que la vie nous sert. Et l'on peut se dire : « C'est cela qui m'arrive et pas autre chose, c'est à moi que cela arrive et pas à quelqu'un d'autre. »

Dans un bilan de compétences, le plus difficile souvent est de faire prendre conscience aux personnes de leurs dons naturels et de leur valeur, car on se heurte à l'idée que si elles savent faire, les autres aussi, donc à la phrase « mais c'est pour tout le monde pareil ! ». Cette comparaison instantanée aux autres et cette évaluation automatique par rapport à « tout le monde », dépossède en un clin d'œil de soi. La comparaison avec le reste et le tout installe au cœur un sentiment de vacuité et d'insatisfaction : on est le rien du tout, et si par chance on est quelque chose, cela ne vaut rien par rapport au reste que l'on n'est pas.

Une fois la porte fermée au nez du tout et du reste, on pénètre dans ses appartements privés où l'on conçoit parfaitement qu'il puisse arriver des choses particulières et que, trouvant un écho en soi, elles nous sont particulièrement adressées. Ainsi, intimement concernés par ce qui nous arrive, on trouve matière à s'arrêter pour réfléchir à la conduite à tenir.

Lire les messages qui se présentent

À la jonction de mon espace privé et du monde environnant, la vie qui parvient jusqu'à moi devient parlante et signifiante. À travers les circonstances qu'elle présente, elle m'apporte un point de vue qui vient d'ailleurs et cherche à se faire entendre de moi. Elle porte plusieurs messages.

Premier message, comme pour un rêve, elle parle du petit monde des complexes qui nous habitent et des rééquilibrages nécessaires à y introduire. On peut la décrypter comme un rêve mais c'est une réalité à laquelle on ne peut échapper. La différence c'est qu'après un rêve on peut se rendormir en se disant que cela n'a pas existé, avec la réalité c'est impossible. En ce sens elle est plus efficace.

Parce qu'il a bien voulu s'y arrêter pour les considérer en venant consulter, les difficultés rencontrées par Pierre-Xavier l'ont mis sur la piste de l'électron libre et de l'enfant sur le bord de la route. En même temps, il a découvert comment le cadrage imposé de l'extérieur pourrait être source de tranquillité et de stabilité. Les circonstances de la vie se sont liguées pour enrayer le système parfaitement rodé de l'électron libre qui l'emmenait à sa perte ou plutôt à la perte de l'enfant laissé en chemin et qui n'a pas encore développé son potentiel. Potentiel indispensable à la réalisation pleine et entière de Pierre-Xavier.

Les aléas de la vie, qui à première vue semblent imprévisibles et incompréhensibles, sont en fait un peu plus lisibles lorsque l'on s'aperçoit qu'ils se situent dans une perspective dont on n'a soi-même qu'une connaissance partielle. Pierre-Xavier qui ne jurait, sans le savoir, que par son électron libre, ne percevait pas les besoins du petit garçon laissé pour compte. Heureusement qu'un savoir sur soi plus complet est soufflé, le tout étant d'apprendre à le décrypter.

Deuxième message, des événements contraires se lèvent et se liguent pour permettre le déploiement d'un potentiel enfoui. Ces manifestations dépassant l'entendement interrogent sur cette dynamique de vie soutenant notre devoir d'accomplissement. Ce processus nécessaire à notre renouveau ne fait pas de quartier, et balaie sans pitié nos édifices erronés, quand bien même ils nous sont chers.

Avec une telle perspective, on se réconcilie avec tout ce qui survient dans la vie et l'on apprend à en déchiffrer le contenu pour en comprendre la finalité. Je ne sais plus si c'est Freud ou Jung qui disait qu'un rêve non élucidé est comme une lettre que l'on reçoit et que l'on n'ouvre pas. Il en va de même pour les circonstances qui, si l'on ne s'y arrête pas, ne peuvent plus nous prêter leur concours. Pire, elles deviennent implacables, resserrant l'existence dans le coulant de leur nœud.

Le message compris et mis en application, la perspective s'ouvre. L'œil enfin déssillé, on réalise, mais souvent après coup, que la vie est sacrément bonne fille.

Les bienfaits des contraintes extérieures

Pierre-Robert est grand reporter et globe-trotter. Son métier l'a envoyé aux quatre coins du monde. Il a passé la cinquantaine lorsque la direction de son entreprise change : la nouvelle ne lui confie plus autant de missions à l'étranger. Devant ce qu'il considère comme une injustice, Pierre-Robert part en guerre mais l'étau se resserre. Après un réagencement des bureaux, au lieu d'être au milieu de la salle de rédaction, il se retrouve dans un petit coin, assez à part. Il fulmine et tempête contre son entreprise. Interrogé sur comment, dans ce petit coin à l'écart, il se sent réellement dans son corps (et bien sûr pas dans sa tête pleine de ressentiment), il s'aperçoit avec surprise qu'en fait, dans son corps, il se sent bien, finalement plus tranquille. En fait le temps est venu de faire un retour sur lui-même, de se remettre au centre, et cela ne peut se faire que dans un espace réduit. En comprenant le sens de ce qui lui arrive, Pierre-Robert investit plus sereinement son coin et le resserrement de ses activités. Plus tard, quand un éditeur lui propose d'écrire un livre dont le sujet lui tient à cœur, il réalise qu'en acceptant de rester dans un coin avec moins de travail, il a trouvé une niche et du temps pour écrire et qu'en l'y contraignant, la vie s'est montrée plus avisée que lui.

C'est souvent ainsi : incapables de nous déprendre par nous-mêmes d'habitudes qui n'apportent plus rien de neuf, la vie s'en charge à notre place. Une fois qu'on l'a compris, on réfléchit à deux fois avant de crier « Au voleur ! ».

Des attractions étranges

Autant quand on se fourvoie dans la gestion de soi, les obstacles se dressent sur la route, autant quand on se met en conformité avec sa nature foncière, les circonstances prêtent leur concours.

La spirale qui semble infernale quand on n'en voit pas le sens, révèle ses vertus quand on y coopère. Éclairé sur son ressort, on épouse son mouvement de meilleur cœur.

Dialoguer entre soi et soi

Pierre-Xavier, en acceptant les limites drastiques imposées par son environnement professionnel, entreprend de réhabiliter l'enfant laissé en friche par le déploiement exclusif de l'électron libre. Non pas que ce dernier soit, en lui-même, nocif, il lui a même bien servi autrefois pour s'évader d'une vie de famille ultra-coercitive, mais aujourd'hui, mission accomplie, il n'a plus à se démener comme autrefois pour lui trouver un ballon d'oxygène. Parallèlement, le dialogue que Pierre-Xavier entame avec l'électron libre permet de faire ressortir le rôle important et nécessaire qu'il a joué autrefois, de l'en remercier mais de lui expliquer que maintenant à la cinquantaine, la situation ayant changé, Pierre-Xavier n'est plus pris au piège comme par le passé, qu'il peut donc se tranquilliser et déployer moins d'énergie qu'autrefois. Dans le même temps la prise en compte des besoins de l'enfant, jusqu'à présent négligés, permettra à son potentiel encore inexploité de se révéler et de s'intégrer à l'ensemble de la personnalité. Le petit monde qu'il draine avec lui ayant sans doute un rôle majeur à y jouer.

L'électron libre est un des circuits profondément gravés, parce que très tôt et très souvent utilisés, dans les neurones de Pierre-Xavier. Comme tout circuit imprimé dans le cerveau, il continue à fonctionner comme dans le temps, il doit donc être un tant soit peu dépotentialisé et celui du petit garçon, bien plus régulièrement revisité.

L'esprit du débutant

Une fois le mouvement de spirale compris et librement consenti, on se retrouve convenablement orienté avec le sentiment d'être accompagné. En acceptant de faire le nécessaire, les moyens nécessaires à sa réalisation se proposent. Cette aimantation surprenante des outils dont on a besoin pour progresser est une réalité qu'un regard usé par l'habitude laisse passer. Elle apparaît clairement quand on contacte ce que Siegel appelle le noyau de son *ipséité*, où réside le sentiment de l'existence en soi et « l'esprit du débutant[1] » qui va avec. En ce lieu au fond de soi, comparé à un sanctuaire abritant tous les aspects de soi, l'esprit désormais ouvert, développe une écoute attentive à ce qui parvient jusqu'à soi.

En formant cercle avec soi-même se constitue à l'intérieur une chambre d'échos où l'on entend mieux ce qui vient d'ailleurs et parfois de très loin. Son monde à soi entre en résonance avec une transcendance qui trouve là, exactement là, de quoi se faire entendre : *« Une vie parle en nous. Laissons-la parler, nous devenons parlants. Tout devient parlant. Nous savons alors qui nous sommes. Nous nous connaissons parce que nous avons libéré en nous le principe qui nous connaît. C'est ce que veut dire Denys l'Aréopagyte. On connaît Dieu quand on est habité par lui quand tout devient parlant. On se rend compte alors que l'on est centre et circonférence à la fois. Le parlant qui se trouve en nous enveloppe tout[2]. »*

---

1. D. J. Siegel, *Mindsight, op. cit.*, p. 208-209.
2. B. Vergely, *Retour à l'émerveillement, op. cit.*, p. 104.

À force de se tourner autour pour faire la synthèse des éléments contraires de sa personnalité, l'homme, rendu plus clairvoyant et mieux entendant, est à même de discerner et de réaliser le dessein très particulier de l'existence qu'il lui est donné de vivre. Travaillant à devenir soi, il « fait l'expérience du soi » et restitue les fruits de la semence reçue au départ. Pour Jung, cette expérience est le meilleur service que l'homme peut rendre à Dieu. *« C'est cela, le sens du "service de Dieu", c'est-à-dire du service que l'homme peut rendre à Dieu, afin que la lumière naisse des ténèbres, afin que le Créateur prenne conscience de sa Création, et que l'homme prenne conscience de lui-même. Tel est le but qui intègre l'homme à la création de façon sensée et qui, du même coup confère un sens à celle-ci. C'est là un mythe explicatif qui a grandi en moi au cours des décennies. Il s'agit d'un but que je puis reconnaître et apprécier et qui, grâce à cela, me satisfait*[1]. *»*

La satisfaction éprouvée par Jung rejoint l'*eudaemonia* de Siegel, le contentement des habitants des îles Bienheureuses durant le règne de Cronos, comme celui de toute personne occupée à cultiver son lot. De l'ordre de ce que l'on doit éprouver quand, au terme de l'existence, on peut se dire que l'on a réalisé ce que l'on a compris[2] dans la mesure de ce qu'il nous a été donné de comprendre.

Le sentiment de la fin et la question qu'elle pose

Le sentiment de la fin vient avec l'âge. À la quarantaine, zénith de la vie, le terme de l'existence devenant la perspective, appelle à une vie nécessaire. La question de sa fin se pose à l'homme et commence

---

1. C. G. Jung, *Ma vie, op. cit.*, p. 384-385.
2. Au sens premier du terme : tenir en soi.

à l'étreindre. À cette période, on constate une recrudescence des demandes de bilan de compétences, avec cette question : « pour quoi suis-je fait ? »

La question sous-entend que l'on ressent être conçu dans un but précis. Le sentiment qui la provoque est pressant, il vise au resserrement de soi vers une cible : réaliser qui je suis. La réponse aux sollicitations extérieures, le déploiement de soi tous azimuts, ne suffisent plus pour terminer le parcours. Il est temps de pénétrer plus avant dans sa condition[1], et d'en percer le secret et la composition durant notre passage sur terre.

Pierre-Paul aborde le tournant des quarante ans et se questionne justement sur son orientation future. Il a un peu touché à tout, changé assez souvent ses motivations : « voir du pays », que « ça bouge » et puis « c'est bien sur un CV de changer régulièrement ». Mais maintenant il voudrait « vraiment » trouver sa place et savoir pour quoi il est « vraiment » fait. Au début du bilan il raconte ce rêve très court : « Je fais plusieurs fois le tour de mon champ avec un homme de la terre pour bien en voir la limite, le périmètre et la frontière. »

Le rêve répond à la question de la fin en mettant en scène son étymologie. Comme le rêve y invite nous allons y faire un tour. Le terme « fin » prétexte de ce voyage étymologique, *finis*, en latin, signifie la limite, et ses dérivés, la limite d'un champ ou frontière d'un pays, en second lieu le pays lui-même, le territoire. La limite

---

1. Condition vient de *condo, cum do* : placer ensemble, établir en un tout, fonder, composer, chanter – mettre de côté, garder en sûreté en réserve, avec l'idée d'enfermer profondément – éloigner des regards, cacher.

ouvre ainsi sur un espace habité et géré, jouxtant un espace voisin qui n'est pas le sien. Avec *les bornes*, deuxième sens de *finis*, la limite se met au pluriel et devient une succession de marques, fixes et en dur, plantées là pour border et n'être pas franchies. Ce qui amène tout naturellement au troisième sens du terme qui donne un coup d'arrêt, semble-t-il, définitif, à toute extension future, *fin, cessation, terme*. Sauf qu'un quatrième terme vient relancer l'affaire, dans un autre registre, au point que, pour effectuer ce passage, l'étymologie perd son latin et passe la main au grec : *finis* devient *telos*. *Telos* introduit le sens de *degré suprême, comble* mais également d'*achèvement, acquittement* et de *plénitude*. Au bout du compte, *finis*, la fin conduit au *but* (5ᵉ sens), et à la *définition* (6ᵉ sens).

En d'autres termes, qui veut connaître sa place véritable et sa fin dernière doit revenir à son champ, prendre la mesure de ce qui lui appartient. Cela commence par reconnaître son périmètre d'action, sa condition d'homme de la terre, sa finitude. Cette limite posée, s'ouvre un territoire à gérer et à habiter dont la perspective s'arrête à celui du voisin. Aucun empiétement sur un domaine autre que le sien n'étant autorisé, on est enjoint à se fixer sur son bien ; grâce à quoi, enserré dans ce qui est sien, on est amené à tout tirer de son fond, et ce, jusqu'à la fin. *Finis* ayant fait son œuvre de réduction, *telos* prend le relais indiquant le but d'une existence : épouser sa condition pour l'amener à sa plus haute définition.

Les éléments de notre composition, au départ, donnés à l'état d'ébauche, comme en plan, attendent leur achèvement. La tâche confiée à l'homme de mener son développement à bonne fin, si elle est remplie, confère un sentiment de plénitude. Elle relève aussi d'un devoir. En dernier ressort *telos* est *ce qui doit être accompli* avec l'idée d'un *acquittement* et d'un *paiement* en regard de ce qui était dû. Au terme de l'existence vient l'heure des comptes, la question de savoir ce qu'il a fait de sa vie sera posée à chacun, en particulier. La parabole des talents[1] en dit long sur la question et sur ce qu'il advient, à la fin, à ceux qui ont fait fructifier le bien qui leur a été confié, ou pas. « Car on donnera à celui qui a, et il sera dans l'abondance, mais à celui qui n'a pas on ôtera même ce qu'il a. »

De ce qui compte à ce moment-là, ou pas, Jung, au bord de la mort, en a eu un petit aperçu.

« Le système des caissettes »

La vie est un don. Assorti de conditions spécifiques, naissance, environnement, constitution physique et psychique, circonstances, ce don devient un lot. Un lot qui échoit en partage et fait de soi un propriétaire/dépositaire chargé d'en faire quelque chose. Charge dont il vaut mieux s'acquitter car au moment où la vie donnée est retirée, la teneur et la valeur de ce qui a été accompli apparaissent en pleine lumière.

À soixante-neuf ans Jung a un infarctus[2]. Près de mourir, des visions de l'au-delà, d'étranges impressions l'assaillent. Passé de l'autre côté de ce monde, il vit une expérience bouleversante, toutes ses croyances lui sont arrachées, ne lui laissant pour seule certitude que celle d'être

---

1. Évangile selon saint Matthieu, 25, 14-30.
2. Extrait d'un article « Ah, alors, on doit travailler ! », in *Cahiers jungiens de psychanalyse*, novembre 2014, n° 140, p. 35-36. Jung relate ces *near death experiences* dans le chapitre « La vie après la mort », in *Ma vie, op. cit.*

ce qu'il avait accompli. La première impression d'anéantissement et de dépouillement est suivie d'un sentiment de satisfaction, il était ce qu'il avait vécu : « J'avais tout ce que j'étais et je n'avais que cela[1] », et cela seul avait une valeur.

Dans le même temps, au moment où il pense pouvoir enfin obtenir une réponse à ses questions sur d'où il vient et où il va, il est rappelé sur terre. Le couperet tombe, il a appris ce qu'il doit savoir, cela n'ira pas plus loin, il lui faut réintégrer la vie sur terre. D'abord, il renâcle, ne se rétablit pas, tant il répugne à réintégrer le monde d'ici-bas et son « système des caissettes[2] » ressenti comme une prison. Finalement il accepte de revivre, recouvre la santé et ramène de son expérience la confirmation du but de l'individuation, à savoir, le détachement des jugements de valeurs pour une relation objective avec le monde. Relation objective consistant, non à porter un regard sur le monde, mais à être de ce monde, être à ce que l'on fait dans ce monde, en commençant par s'accueillir soi et sa vie, tels quels :

« Ma maladie eut encore d'autres retentissements : ils consistèrent, pourrais-je dire, en une acceptation de l'être, en un « Oui » inconditionnel à ce qui est, sans objection subjective, en une acceptation des conditions de l'existence, comme je les vois, comme je les comprends ; acceptation de mon être simplement comme il est[3]. »

Face à l'éternité, la valeur de chaque être tient à ses actes, actes menés jusqu'à leur terme. N'ayant pas été au bout du travail à fournir, Jung

---

1. *Ibid.*, p. 333.
2. *Ibid.*, p. 334.
3. *Ibid.*, p. 340.

doit se réinsérer dans cette vie qui « *semblait avoir été coupée avec des ciseaux dans une longue chaîne*[1] » sans avoir de réponse sur ses tenants et ses aboutissants. Malgré sa répulsion devant ce système de vie « *rétréci artificiellement pour des fins inconnaissables*[2] », il perçoit l'intention sous-jacente de la claustration sur terre et en réintègre le cadre. À la suite de quoi, il vit une période fertile de travail, trouve de nouvelles formes d'expression, cherche moins à imposer ses vues et plus à se laisser guider par ce qui lui arrive de moment en moment.

Accepter la vie comme elle est, travailler à l'intérieur de sa condition est une œuvre de choix. En prenant à sa charge délibérément le donné qui échoit à la naissance, que l'on n'a pas choisi mais pour lequel on a été choisi, on fait de soi un sujet de choix. Et de sa vie une œuvre pie[3].

« Le grain du rosaire où c'est la vie même qui prie »

Le « système des caissettes » que l'existence sur terre impose, le périmètre limité et contraignant du champ d'action, alloué à chacun, est la chance, la grande chance de notre vie. La réduction imposée rend possible l'expression de l'être essentiel, nécessaire et parfaitement original que l'on est. L'obligation d'adhérer à soi en se serrant de près est la seule façon de rejoindre son cœur et d'en extraire, jour après jour, chair de sa chair, l'œuvre de sa vie.

---

1. *Ibid.*, p. 333.
2. *Ibid.*, p. 337.
3. Du latin *pius* : pieux, qui remplit ses devoirs envers la divinité, saint, sacré.

À sa vie comme œuvre d'art[1], sa vie comme mise en œuvre de la composition unique de ses talents particuliers, chacun y est appelé. Au jeune poète qui lui demande conseil sur sa vocation, Rainer Maria Rilke conseille de se tenir coûte que coûte au difficile travail de trouver en soi la matière première de son œuvre : « *Chaque être se développe et se défend selon son mode et tire de lui-même cette forme unique qui est son propre, à tout prix et contre tout obstacle*[2]. » Ailleurs il précise qu'en agissant de la sorte, on devient le créateur de soi et de la part du monde qui lui est attenante. « *Le créateur doit être tout un univers pour lui-même, tout trouver en lui-même et dans cette part de la nature à laquelle il est joint*[3]. »

Pour sa part, et sans jamais cesser d'écrire, Rilke a porté en lui tout au long de sa vie deux chefs-d'œuvre incontestés[4] qu'il pressentait que la vie attendait de lui mais qu'il n'a pu délivrer que dans la toute dernière partie de son existence. Pour cela, il lui a fallu s'enfermer à deux reprises et à dix ans d'intervalles entre les murs du château de Duino puis celui de Muzo dans une solitude totale. Dans ces conditions extrêmes, l'œuvre mûrie de longue date, « en quelques jours d'immédiat saisissement » lui a été « donnée[5] ». L'âme autrefois tourmentée de ne pouvoir plus tôt livrer son essence est enfin délivrée : « *C'est donc pour cela seul que j'ai subsisté envers et contre tout ! Et c'était*

---

1. *Art* vient de *ars* : talent, savoir-faire, habileté.
2. R.M. Rilke, *Lettres à un jeune poète*, coll. « Les Cahiers rouges », Grasset, 1990, p. 74.
3. *Ibid.*
4. *Les Élégies de Duino* et *Les Sonnets à Orphée*.
5. R.M. Rilke, *Correspondance*, lettre du 7 février 1922, à Gertrude Oukama Knoop, Œuvres 3, Seuil, 1976, p. 499.

cela qui faisait défaut. Rien que cela[1]. » Ayant accompli l'œuvre de sa vie et fait, ainsi, de sa vie une œuvre pie, il peut reposer en paix. Rilke mourra quatre ans plus tard, assuré d'avoir été au bout de lui-même et de son art, et de la sorte, rendu grâce et gloire au Créateur de toutes choses en chacun. « *Les œuvres d'art sont toujours le résultat d'un danger couru, d'une expérience conduite jusqu'au bout, jusqu'où personne ne peut aller plus loin. Plus on va loin, plus le vécu devient singulier, personnel, unique, et l'œuvre d'art est enfin l'expression nécessaire irrépressible, aussi définitive que possible de cette singularité… et si l'œuvre d'art constitue une aide considérable pour celui qui la crée, c'est précisément qu'elle est l'essence de sa vie : le grain du rosaire où c'est sa vie même qui prie, la preuve sans cesse renouvelée de son unicité et de sa véracité, preuve qui ne s'adresse qu'à lui-même et ne se manifeste à l'extérieur qu'anonymement, comme nécessité, comme réalité, comme être[2].* »

Peu après la venue au monde de ces œuvres tant attendues, Rilke revient une dernière fois sur ce qu'il voudrait que les jeunes gens trouvent dans ses écrits, en comprenant que, pour accéder à soi-même, il ne s'agit pas de faire un « *[…] bond hors de ce qui les environne et les requiert […] bien plutôt qu'ils assument, sous des contrats nouveaux, ce qui leur est donné, demandé, peut-être imposé, […] résistant moins à la pression des circonstances que l'utilisant pour pénétrer, grâce à elle, dans une couche plus dense, plus profonde, plus originelle de leur propre nature[3].* »

---

1. *Ibid.*, lettre du 11 février 1922, à Marie de la Tour et Taxis, p. 501.
2. *Ibid.*, lettre du 24 juin, 1907 à Clara Rilke, p. 91.
3. *Ibid.*, lettre du 13 mars 1922, à Rudolf Bodländer, p. 510.

Ainsi, au sortir de sa coquille les jeux ne sont pas faits, on n'a pas tout en main, néanmoins on s'appartient. On tient à soi. On se contient et ce que l'on tient n'a pas de prix. On possède un fond étanche, un périmètre bien à soi, un cercle de repos, une confiance en sa légitimité, tout comme la faculté de se prendre à cœur. Avec cela, on tient le bon bout pour entrer dans le monde ou bien y retourner, y gagner sa place ou bien la regagner. L'essence de l'être, comme un parfum, peut alors se diffuser alentour sans pour autant s'évaporer comme la *part des anges*, le cercle protecteur élaboré pendant la gestation continuant son œuvre.

Dans le strict périmètre de ce qui nous appartient, notre matière première ne nous échappe pas. Le filon ne s'épuise pas, bien plus, il s'enrichit au fur et à mesure de l'extraction et la veine à exploiter devient plus évidente à mesure que l'on y creuse. On réalise alors, comme la chose est étrange, que le concours des circonstances se met de la partie et qu'il se produit, dans la vie, des attractions étranges. Ainsi accompagné de manière très subtile par une complicité de la vie, un chemin de plus en plus précisément borné s'ouvre devant soi pour accomplir « ce pour quoi on a été couronné ».

Bibliographie

Agnel A., *Vocabulaire de Carl Gustav Jung*, Ellipse, 2005.

Bobin C., *Le Très-Bas*, coll. « Folio », Gallimard, 1992, p. 46-47.

Boileau N., *Art poétique*, Chant I, 1674.

Bosnak R., *Embodiment, Creative Imagination in Medecine, Art ant Travel*, Routledge, 2008.

Brocas A., « Tolkien, l'œuvre-monde », *Le Magazine littéraire*, janvier 2013, p. 44 et *sq*.

Cailloux G. et Cauvin P., *Le Soi aux mille visages*, Les Éditions de l'homme, 2001.

Cocteau J., *Le Grand Écart*, Stock, 1923.

Les frères Grimm, *La Gardeuse d'oie* (livre ancien).

Grimm J., *L'Eau vitale*, in *Contes des frères Grimm*, Librairie Garnier Frères, s.d., p. 89.

Héritier F., *Le Sel de la vie*, Odile Jacob, 2012, p. 15.

Hésiode, *Théogonie*, Les Belles Lettres, Paris, 1979.

Hillman J., *Le Polythéisme de l'âme*, Mercure de France, 1982, p. 96-101.

James H., *Portrait de femme*, 10/18, 1980.

JAVARY C. J. D. et FAURE P., *Yi King, Le livre des changements*, Albin Michel, 2002.

JEANGIRARD C. et GRAAF W. (de), *La Troisième Dimension dans la construction du psychisme, Pourquoi les enfants font-ils des dessins. Et pourquoi cessent-ils un jour de dessiner*, Éditions Érès, 1999.

JUNG C. G.,

Ma vie, Souvenirs, rêves et pensées, recueillis par Aniela Jaffé, coll. « Témoins », Gallimard, 1966.

Le Livre rouge, Liber novus, L'Iconoclaste/La Compagnie du Livre rouge, 2012.

Commentaire sur le mystère de la Fleur d'or, Albin Michel, 1979, p. 61 et *sq.*

L'Âme et la Vie, Buchet/Chastel, 1963.

Psychologie et Alchimie, Buchet/Chastel, 1995, p. 285.

Extrait de l'article « Être à ce que l'on fait », in *Cahiers jungiens de psychanalyse, L'Identité à l'œuvre*, décembre 2010, n° 132.

Extrait de l'article : « S'attacher à faire ce qui vient à l'esprit », in *Cahiers jungiens de psychanalyse, Liens, Séparations, Transformations*, n° 137, mai 2013.

Extrait de l'article : « Le contenu des images », in *Cahiers jungiens de psychanalyse, Manger les images*, décembre 2007, n° 124.

KLEIN J. P. , *L'Art-thérapie : de l'inconnu à soi vers l'inconnu de soi que l'on crée*, in *Cahiers jungiens de psychanalyse*, juin 2012, n° 135, p. 92.

LA FONTAINE J. (de), *Le Laboureur et ses enfants*, in *Fables* Jules Tallandier, 1904.

LIEDLOFF J., *Le Concept du continuum, À la recherche du bonheur perdu*, Ambre éditions, Genève, 2006.

MALABOUT C., *La Plasticité cérébrale*, Mayard, 2004.

MICHAUX H., *Face aux verrous, Mouvements*, Gallimard, 1992.

PACE P., *Pratiquer l'ICV – L'intégration du Cycle de la Vie*, Dunod, Paris, 2014.

Paradiso A., « L'Agrégation du nouveau-né au foyer familial : les Amphidromies », in *Dialogues d'histoire ancienne*, 1988, vol. 14, p. 203-218.

Rilke R.M.,
Lettres à un jeune poète, coll. « Les Cahiers rouges », Grasset, 1990, p. 74.
Les Élégies de Duino et Les Sonnets à Orphée.
Correspondance, lettre du 7 février 1922, à Gertrude Oukama Knoop, Œuvres 3, Seuil, 1976, p. 499.

Schwartz R., *Système familial intérieur : blessures et guérisons. Un nouveau modèle de psychothérapie*, Elsevier Masson, 2009.

Shapiro F.,
Manuel EMDR (Intégration neuroémotionnelle par les mouvements oculaires), collection « Développement personnel et accompagnement », Inter-Édition, 2007.

Siegel D. J., *Mindsight, The New Science of Personal Transformation*, Bantam Books, New York, 2011.

Stevenson R. L., *Projets, Jardins de poèmes enfantins*, Circé et Oxymoron, 2006, p. 32 et 33.

Stone H. et S., *Le Dialogue intérieur, Connaître et intégrer nos subpersonnalités*, Souffle d'or, Paris, 1991.

Taniguchi J., *L'homme qui marche*, Casterman Écritures, 2004.

Tolkien J.R., *The Hobbit*, Harper Collins Children's Book, 2012.

Van der Hart O., Nijenhuis E. R. S, Steele K., *Le Soi hanté*, De Boeck, 2010.

Vergely B., *Retour à l'émerveillement*, Albin Michel, 2010.

Vernant J.-P., *Mythe et Pensée chez les Grecs*, PCM/petite collection Maspero, François Maspero, 1981.

Également dans la collection « Comprendre et agir » :

Juliette Allais,
- *Décrypter ses rêves*
- *Guérir de sa famille*
- *Au cœur des secrets de famille*
- *Amour et sens de nos rencontres*

Juliette Allais, Didier Goutman, *Trouver sa place au travail*

Bénédicte Ann, *Arrêtez de vous saboter*

Dr Martin M. Antony, Dr Richard P. Swinson,
Timide ? Ne laissez plus la peur des autres vous gâcher la vie

Lisbeth von Benedek,
- *La Crise du milieu de vie*
- *Frères et sœurs pour la vie*

Valérie Bergère, *Moi ? Susceptible ? Jamais !*

Marcel Bernier, Marie-Hélène Simard, *La Rupture amoureuse*

Gérard Bonnet, *La Tyrannie du paraître*

Jean-Charles Bouchoux, *Les Pervers narcissiques*

Sophie Cadalen, *Aimer sans mode d'emploi*

Christophe Carré, *La Manipulation au quotidien*

Marie-Joseph Chalvin, *L'Estime de soi*

Cécile Chavel, *Le Pouvoir d'être soi*

Patrick Collignon, *Heureux si je veux !*

Claire-Lucie Cziffra, *Les Relations perverses*

Michèle Declerck, *Le Malade malgré lui*

Ann Demarais, Valérie White, *C'est la première impression qui compte*

Marie-Estelle Dupont, *Découvrez vos superpouvoirs chez le psy*

Brigitte Allain Dupré, *Guérir de sa mère*

Alain Durel, *Cultiver la joie*

Sandrine Dury, *Filles de nos mères, mères de nos filles…*

Jean-Michel Fourcade, *Les Personnalités limites*

Micki Fine, *Aime-moi comme je suis*

Laurie Hawkes,
– *La Peur de l'Autre*
– *La Force des introvertis*

Steven C. Hayes, Spencer Smith, *Penser moins pour être heureux*

Jacques Hillion, Ifan Elix, *Passer à l'action*

Mary C. Lamia, Marilyn J. Krieger, *Le Syndrome du sauveur*

Lubomir Lamy,
– *L'Amour ne doit rien au hasard*
– *Pourquoi les hommes ne comprennent rien aux femmes…*

Jean-Claude Maes, *L'Infidélité*

Virginie Megglé,
– *Les Séparations douloureuses*
– *Face à l'anorexie*
– *Entre Mère et fils*

Bénédicte Nadaud, Karine Zagaroli, *Surmonter ses complexes*

Ron et Pat Potter-Efron, *Que dit votre colère ?*

Patrick-Ange Raoult, *Guérir de ses blessures adolescentes*

Daniel Ravon, *Apprivoiser ses émotions*

Thierry Rousseau, *Communiquer avec un proche Alzheimer*

Alain Samson,
– *La Chance tu provoqueras*
– *Développer sa résilience*

Steven Stosny Ph. D., *Les Blessées de l'amour*

Dans la collection « Les chemins de l'inconscient », dirigée par Saverio Tomasella :

Véronique Berger, *Les Dépendances affectives*

Christine Hardy, Laurence Schifrine, Saverio Tomasella, *Habiter son corps*

Barbara Ann Hubert, Saverio Tomasella, *L'Emprise affective*

Martine Mingant, *Vivre pleinement l'instant*

Gilles Pho, Saverio Tomasella, *Vivre en relation*

Catherine Podguszer, Saverio Tomasella, *Personne n'est parfait !*

Saverio Tomasella,

– *Oser s'aimer*

– *Le Sentiment d'abandon*

– *Les Amours impossibles*

– *Hypersensibles*

– *Renaître après un traumatisme*

– *Les Relations fusionnelles*

Dans la collection « Communication consciente », dirigée par Christophe Carré :

Christophe Carré,

– *Obtenir sans punir*

– *L'Automanipulation*

– *Manuel de manipulation à l'usage des gentils*

– *Agir pour ne plus subir*

– *Bienveillant avec soi-même*

Fabien Éon, *J'ai décidé de faire confiance*

Florent Fusier, *L'Art de maîtriser sa vie*

Hervé Magnin, *Face aux gens de mauvaise foi*

Emmanuel Portanéry, Nathalie Dedebant, Jean-Louis Muller, Catherine Tournier, *Transformez votre colère en énergie positive !*

Pierre Raynaud, *Arrêter de se faire des films*

Dans la collection « Histoires de divan » :

Karine Danan, *Je ne sais pas dire non*

Laurie Hawkes, *Une Danse borderline*

Dans la collection « Les chemins spirituels » :

Alain Héril, *Le Sourire intérieur*

Lorne Ladner, *Pratique du bouddhisme tibétain*

www.ingramcontent.com/pod-product-compliance
Lightning Source LLC
LaVergne TN
LVHW051220060726
842526LV00013B/2835